Zu diesem Buch

In den USA ist die Angabe aller Kosmetikinhaltsstoffe auf der Verpackung seit langem vorgeschrieben. Auch in der Bundesrepublik folgen immer mehr Firmen den Empfehlungen des Verbandes der Kosmetikhersteller und kennzeichnen die Inhaltsstoffe ihrer Produkte. Dennoch können Verbraucher mit den Stoffbezeichnungen häufig wenig anfangen. Anhand der hier vorliegenden Liste, die mehr als 1500 der wichtigsten Inhaltsstoffe enthält, können Kosmetika im Hinblick auf Verträglichkeit, Nutzen und Herkunft kritisch unter die Lupe genommen werden.

Auch für den Kauf von «normalen» Kosmetikprodukten und sogenannter «Naturkosmetik» geben die beiden Mitarbeiter der Verbraucher-Zentrale Hamburg viele nützliche Tips. Rezepte für Kosmetik zum Selbermachen und worauf man beim Kauf der Rohstoffe achten sollte, runden den Kosmetik-Tester ab.

Bernhard Rosenkranz, 1959 geboren, und Silke Schwartau, 1957 geboren, haben Ökotrophologie studiert und sind in der Verbraucher-Zentrale Hamburg in den Bereichen Beratung und Öffentlichkeitsarbeit tätig.

Beide haben als Autoren bzw. Co-Autoren im Rowohlt Taschenbuch Verlag bereits veröffentlicht. Zur Zeit lieferbar sind folgende Titel:

Bernhard Rosenkranz: «*Der Umwelt-Tester. Schadstoffe im Alltag aufspüren – messen – vermindern*» (rororo sachbuch 7976)

Bernhard Rosenkranz: «*Mein Garten ohne Gift. Praktische Tips durchs ganze Jahr*» (rororo sachbuch 7982)

Bernhard Rosenkranz/Edda Castelló: «*Leitfaden für gesunde Textilien. Kritische Warenkunde und Rechtsratgeber*» (rororo sachbuch 8543)

Ute Philippeit/Silke Schwartau: «*Zuviel Chemie im Kochtopf*» (Vollständig überarbeitete Neuausgabe; rororo sachbuch 8832)

Silke Schwartau
Bernhard Rosenkranz

Der Kosmetik-Tester

Inhaltsstoffe
Naturkosmetik
Rezepte

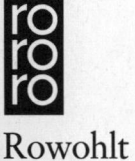

Rowohlt

Redaktion: Heike Wilhelmi
Fotos: Reimer Struve
Graphik: Michael Herzog
Umschlaggestaltung: Christof Gassner

Originalausgabe
Veröffentlicht im Rowohlt Taschenbuch Verlag GmbH,
Reinbek bei Hamburg, Oktober 1990
Copyright © 1990 by Rowohlt Taschenbuch Verlag GmbH,
Reinbek bei Hamburg
Satz: Sabon und Futura (Linotronic 500)
Gesamtherstellung: Clausen & Bosse, Leck
Printed in Germany
980-ISBN 3 499 18779 5

Inhalt

Vorwort

Was bedeuten die chemischen Begriffe auf den Kosmetik-Verpak-kungen?», «Gibt es einfache Rezepte für Kosmetika zum Selberma-chen?», «Besteht das Naturkosmetikprodukt der Firma XY wirklich nur aus natürlichen Rohstoffen?» Diese oder ähnliche Fragen werden uns MitarbeiterInnen der Verbraucher-Zentrale Hamburg tagtäglich gestellt.

Im Dschungel der übertriebenen und irreführenden Werbeversprechen findet sich so mancher Konsument nicht mehr zurecht. Die Werbesprü-che, die uns Tag für Tag über Fernsehen, Rundfunk oder Zeitschriften erreichen, führen besonders die aufs Glatteis, die hoffen, wirksame Cremes gegen Falten oder empfindliche Haut zu finden.

Dieses Buch wird Ihnen dabei helfen, endlich klarer zu sehen. Denn viele Kosmetikhersteller erfüllen erstmalig eine wichtige und längst überfällige Verbraucherforderung: die vollständige Kennzeichnung der Inhaltsstoffe auf der Verpackung. Jetzt können Sie selbst zum «Kosmetik-Tester» werden und Cremes, Shampoos oder Sonnen-schutzmittel kritisch unter die Lupe nehmen. Wir helfen Ihnen dabei, die chemischen Bezeichnungen für die Inhaltsstoffe zu entschlüsseln. Möglicherweise allergieauslösende Bestandteile werden beim Namen genannt, wirkungslose oder gar schädliche Inhaltsstoffe nicht ver-schwiegen. Das ist nicht nur für Allergie-Patienten, Ärzte oder Perso-nen mit Hautproblemen wichtig, sondern für jeden Kosmetik-Käufer von Bedeutung.

Gehören Sie auch zu den ca. 2 Millionen Personen, die ihre Kosmetika selbst herstellen? In diesem Buch finden Sie unkomplizierte Rezepte und erstmalig genauere Angaben zu den vom Handel angebotenen Rohstoffen.

Sachgemäße Aufklärung und umfangreiche Informationen helfen Ih-nen dabei, sich selbst ein Urteil zu bilden. Es geht nicht um die Ver-marktung bestimmter Produkte oder Rohstoffe, sondern um Hilfestellungen bei Ihrer Kaufentscheidung. Und das Verbraucherinteresse, Ihr Interesse, steht im Mittelpunkt dieses Buches.

Wenn Sie sich über falsche Werbeversprechungen oder schlechte Qualität bei Kosmetika ärgern, brauchen Sie nicht als EinzelkämpferIn dagegen vorzugehen. Sie können die Verbraucherzentrale in Ihrem Bundesland um fachliche Hilfe oder rechtlichen Beistand bitten. Denn dazu sind wir da. Ihre Reklamationen und Hinweise sind uns sogar wichtig, um unseriösen Herstellern auf die Schliche zu kommen. Daß die schwarzen Schafe unter den Anbietern oder Produkte mit bedenklichen Inhaltsstoffen vom Markt verschwinden, hilft letztlich allen Konsumenten.

August 1990   Silke Schwartau
                                                Bernhard Rosenkranz

1. Das Lexikon
der Kosmetik-Inhaltsstoffe

Entschlüsseln Sie die Inhaltsstoffe

ber die Zusammensetzung von industriell hergestellten Kosmetika und die Rohstoffe zum Selbermachen von Kosmetika war bislang nur sehr wenig zu erfahren. Wer sich genauer über den Inhalt informieren möchte, irreführende Werbeversprechen durchschauen, auf bestimmte Inhaltsstoffe allergisch reagiert oder statt chemische nur natürliche Bestandteile auf der Haut haben möchte, kann die Angaben über die Inhaltsstoffe neuerdings auf der Verpackung nachlesen.

Der Verband der Kosmetikhersteller hat alle Kosmetikfirmen aufgefordert, sämtliche Bestandteile eines Produkts auf der Verpackung in unverschlüsselter Form in englischer Sprache anzugeben. Auf den ersten Blick erscheint diese Kennzeichnung sehr kompliziert und ist eher abschreckend. Doch die Auflistung der Inhaltsstoffe erfolgt in Anlehnung an die «CTFA-Liste» (Abkürzung für die amerikanische Organisation der Körperpflege- und Parfümindustrie), denn in den USA ist die Angabe der Inhaltsstoffe schon lange üblich. Dieses System hat sich dort bewährt, daher wurde es von der deutschen Kosmetikindustrie übernommen und wird voraussichtlich europaweit gelten, wenn sich ab 1993 der europäische Binnenmarkt ohne Grenzen etabliert.

Da es sich überwiegend um chemische Begriffe für die Inhaltsstoffe handelt, sind die englischen Bezeichnungen den deutschen Begriffen sehr ähnlich.

Nicht alle Kosmetikfirmen halten sich an die Empfehlungen ihres Dachverbandes, so daß derzeit auch Produkte in den Verkaufsregalen stehen, auf denen die Inhaltsstoffe nicht angegeben sind. Fordern Sie diese Firmen schriftlich auf, Ihnen die Inhaltsstoffe zu nennen. Name und Ort des Herstellers müssen auf der Verpackung angegeben sein.

Einige Firmen kennzeichnen die Inhaltsstoffe auch auf deutsch oder geben die Substanzen unter einem Handels- oder Phantasienamen an. Damit Sie auch diese Stoffe entschlüsseln können, haben wir die wichtigsten Bezeichnungen in das «Lexikon der Kosmetik-Inhaltsstoffe» aufgenommen.

Ausnahmen läßt die CTFA-Liste für Farb- und Duftstoffe zu. So brauchen Farbstoffe nicht unbedingt mit ihrem englischen Namen gekennzeichnet zu werden. Für sie gilt der sogenannte Color-Index (C. I.), in dem für jeden Farbstoff eine eigene Nummer festgelegt ist.

Duftstoffe sind aus sehr vielen Einzelsubstanzen zusammengesetzt, so soll die Duftzusammensetzung für das Parfum «4711» allein vier DIN A 4-Seiten umfassen. Sie werden deshalb unter den Oberbegriffen «Fragrance» oder «Parfum» angegeben. Wer auf bestimmte Duftstoffe oder Einzelsubstanzen, wie Perubalsam allergisch reagiert, kann also nur auf Produkte ausweichen, bei denen diese beiden Oberbegriffe auf der Verpackung fehlen.

Nach den Empfehlungen des Verbandes der Kosmetikhersteller müssen die Inhaltsstoffe grundsätzlich in absteigender Reihenfolge ihres Gewichtsanteils aufgelistet werden. Das bedeutet, daß die größte Menge am Anfang und die kleinste am Schluß der Liste steht. (Diese Kennzeichnung war von Verbraucherverbänden, Ärzten und Allergiepatienten übrigens jahrelang gefordert worden.)

Die Bezeichnungen für CTFA-Namen, Color-Index-Nummern, Handelsnamen und sonstigen Rohstoffnamen sind in unserem «Lexikon der Kosmetik-Inhaltsstoffe» in alphabetischer Reihenfolge aufgelistet. Dadurch ist der gewünschte Stoff schnell zu finden. Die Erklärung steht jeweils gleich dahinter. Wir erläutern Ihnen den Einsatzzweck und beurteilen die Wirkung auf Haut und Haaren. Anmerkungen wie «vereinzelt allergieauslösend» bedeuten lediglich, daß empfindliche Personen, zum Beispiel Allergiepatienten, Personen mit geschwächtem Immunsystem oder Kinder mit Allergien, mit Unverträglichkeitserscheinungen, auf den jeweiligen Stoff reagieren können. Die erwähnten Gesundheitsschäden müssen nicht unbedingt auftreten, können jedoch nicht ausgeschlossen werden.

Bei der Beurteilung der Inhaltsstoffe haben wir wissenschaftliche Publi-

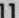

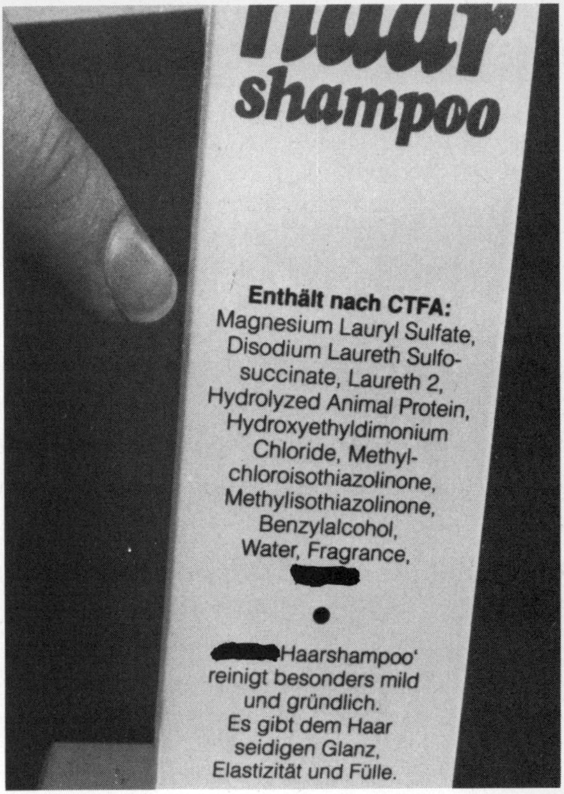

haar shampoo

Enthält nach CTFA:
Magnesium Lauryl Sulfate,
Disodium Laureth Sulfo-
succinate, Laureth 2,
Hydrolyzed Animal Protein,
Hydroxyethyldimonium
Chloride, Methyl-
chloroisothiazolinone,
Methylisothiazolinone,
Benzylalcohol,
Water, Fragrance,

●

Haarshampoo'
reinigt besonders mild
und gründlich.
Es gibt dem Haar
seidigen Glanz,
Elastizität und Fülle.

kationen herangezogen. Da die Kenntnisse über Rohstoffe und ihre Wirkungen teilweise auf Tierversuchen basieren, wie zum Beispiel «im Tierversuch haut- und schleimhautreizend», möchten wir Ihnen diese Ergebnisse nicht vorenthalten. Wir möchten aber nicht unerwähnt lassen, daß wir Tierversuche für Kosmetika grundsätzlich ablehnen.

Der Gesetzgeber schreibt für einige Inhaltsstoffe Warnhinweise vor, die aus gesundheitlichen Gründen einer Beschränkung unterliegen. Außerdem sind bedenkliche Inhaltsstoffe für einige Kosmetika, zum Beispiel für Produkte, die in den Mund oder in die Augen gelangen können, verboten. Andere Stoffe, zum Beispiel Formaldehyd, sind nur in bestimmten Höchstkonzentrationen zugelassen. Häufig sind es chemische Stoffe mit großer Wirksamkeit, beispielsweise zur Haarentfernung oder zur Konservierung. Wir haben alle gesetzlichen Auflagen und Warnhinweise in das «Lexikon der Kosmetik-Inhaltsstoffe» eingearbeitet. Ebenso können Sie dort nachlesen, wenn die Verwendung der Inhaltsstoffe nur für einen begrenzten Zeitraum zugelassen ist.

Name auf der Verpackung	deutsche Bezeichnung	Einsatzzweck	Beurteilung

Name auf der Verpackung	deutsche Bezeichnung	Einsatzzweck	Beurteilung
Acacia	Gummi arabicum (E 414 bei Lebensmitteln)	Verdickungsmittel	natürlicher Stoff (pflanzliche Gummiabsonderung einer Akazienart)
Acetamide MEA	N-(2-Hydroxyethyl)acetamid	Lösungs-, Feuchthaltemittel, Haarkonditionierer	künstlicher Stoff, gute Haut- und Schleimhautverträglichkeit
Acetanilid		Stabilisator für Wasserstoffperoxid und Duftstoffe	künstlicher Stoff, zulässige Höchstkonzentration 0,025 %, vereinzelt allergieauslösend
Acetone	Aceton	Lösungsmittel	künstlicher Stoff, kann bei längerer Anwendung die Haut entfetten
Acetylated Lanolin	Lanacet	Fettkomponente	chemisch verändertes Wollwachs, hautfreundlich
Acetylated Lanolin Alcohol	Wollwachsalkohol, acetylisiert	Fettkomponente	chemisch verändertes Wollwachs, hautfreundlich
Acid-Spar			siehe Calciumfluorid
Acrylamide Copolymer	Acrylamid-Natrium-acrylat-Copolymeres	Filmbildner	künstlicher Stoff
Adipinsäure		Herstellung saurer Haarwaschmittel	künstlicher Stoff, wird in Lebensmitteln als Ersatz für Weinsäure im Backpulver eingesetzt, überwiegend aber zur Herstellung von Nylon-Fasern

Name auf der Verpackung	deutsche Bezeichnung	Einsatzzweck	Beurteilung
Ätherische Öle		Duft- oder Konservierungsstoff	Oberbegriff für eine Vielzahl pflanzlicher, schnell verdunstender Öle,
Akazienhonig			siehe Honey
Alanine	Alanin	Hautpflegesubstanz	natürlicher Eiweißbaustein
Alaun			siehe Potassium Alum
Alcloxa	Allantoinderivat	adstringierender Wirkstoff	künstlicher Stoff, siehe auch Allantoin
Alcohol			siehe Ethylalkohol
Alcrylated PVP			siehe PVP Copolymer
Algae extract Algenschleim	Algenextrakt	Hautpflegesubstanz	natürlicher Stoff
Alginate (Sodium Alginate)	Salze der Alginsäure, z. B. Natriumalginat (E 401–405 bei Lebensmitteln)	Emulgator	natürlicher Stoff aus Braunalgen
Alkalisulfide	(z. B. Kaliumsulfid)	Enthaarungsmittel	künstlicher, giftiger Stoff, zulässige Höchstkonzentration 2 %, Warnhinweis vorgeschrieben: «Darf nicht in die Hände von Kindern gelangen. Kontakt mit den Augen vermeiden»
Alkylphenolpolyglykolether		waschaktive Substanz	künstlicher Stoff, gilt als umweltbelastend, er wird seit 1987 nicht mehr für Waschmittel verwendet.
Allantoin		Wundheilung und Hautglättung, insbesondere bei rauher Haut	ungiftiger, meist künstlich hergestellter Stoff, wird auch aus Pflanzen gewonnen, z. B. aus Weizenkeimen, regt die Zellneubildung an
Almond Meal Extract	Mandelextrakt	Reinigung der Haut (leichter Schmirgeleffekt)	natürlicher Stoff, wird durch Mahlen süßer Mandeln gewonnen

Name auf der Verpackung	deutsche Bezeichnung	Einsatzzweck	Beurteilung
Aloe vera extract, Aloe vera Gel	Aloe vera Extrakt	Hautpflegesubstanz mit wundheilender und leichter UV-Licht-abschirmender Wirkung	natürlicher, empfehlenswerter Stoff aus den Blättern der kaktusähnlichen Wüstenpflanze Aloe barbadensis, im Handel ist Aloe vera Gel meist nur mit Parabenen, Kaliumsorbat oder Natriumbenzoat konserviert erhältlich, nichtkonserviertes Gel sofort verbrauchen!
Alpenkräuter			Oberbegriff für unterschiedliche, in den Alpen beheimatete Kräuter
Alpha-Bisabolol			siehe Bisabolol
Althea extract	Eibischextrakt	reizlindernd	alkoholischer, wäßriger Auszug aus Eibischwurzeln
Altsilber			siehe C. I. 77820
Aluminium Chloride-allantoin	Aluminiumchlorhydroxyallantoinat	entzündungshemmend, bakterizider, adstringierender Wirkstoff	künstlicher Stoff
Aluminium Chlorohydrate	Aluminiumhydroxychlorid	Antitranspirant	künstlicher Stoff, der einen massiven Eingriff in natürliche Körperabläufe bewirkt, Schweißdrüsen werden verstopft und können sich im Extremfall entzünden, Ekzeme oder jukkende Hautausschläge möglich, Warnhinweis vorgeschrieben: «Nicht auf gereizter oder verletzter Haut anwenden», kann Textilfasern angreifen

Name auf der Verpackung	deutsche Bezeichnung	Einsatzzweck	Beurteilung
Aluminium Distearate	Aluminiumdistearat	Erhaltung der Rieselfähigkeit von Pudern	künstlicher Stoff
Aluminium Fluoride	Aluminiumfluorid	Antikarieswirkstoff	künstlicher Stoff, zulässige Höchstkonzentration 0,15 %, Warnhinweis vorgeschrieben: «Enthält Aluminiumfluorid», Wirkung beim Zähneputzen umstritten, da Anwendung zu kurz
Aluminium Hydroxide			siehe C. I. 77002
Aluminium Hydroxychloride			siehe Aluminiumchlorohydrate
Aluminium Lactate	Aluminiumlactat	adstringierender Wirkstoff in Zahn- und Mundpflegemitteln, Gesichtswässern	künstlicher Stoff
Aluminium Monostearate	Aluminiummonostearat	Emulgator	künstlicher Stoff
Aluminium Powder			siehe C. I. 77000
Aluminium Silicate			siehe C. I. 77004
Aluminium Stearate	Aluminiumstearat	Gelbildner, Verdickungsmittel, Herstellung adstringierender Fußschweißpräparate	künstlicher Stoff
Aluminium Sulfate	Aluminiumsulfat	mildes Antischweißmittel, Kohlendioxid-Entwickler für Fußbadesalze, Toilettenwässer	künstlicher Stoff

Name auf der Verpackung	deutsche Bezeichnung	Einsatzzweck	Beurteilung
Aluminium Tristearate	Aluminiumtristearat	Emulgator	künstlicher Stoff
Aluminium-Zirkonium-hydroxochlorid-hydrate		Antitranspirant	künstlicher Stoff, der einen massiven Eingriff in natürliche Körperabläufe bewirkt, Schweißdrüsen werden verstopft und können sich im Extremfall entzünden, Ekzeme und jukkende Hautausschläge möglich. Warnhinweis vorgeschrieben: «Nicht auf gereizter Haut anwenden», kann Textilfasern zerstören
Amin Fluoride			siehe Bis-(Hydroxyethyl)-Aminopropyl-N-Hydroxyethyl-Octadecylamine-Dihydrofluoride
5-Amino-1,3-bis(2-ethylhexyl)-5-methyl-hexahydropyrinidin		Konservierungsmittel	künstlicher Stoff, zulässige Höchstkonzentration 0,1 %
Aminomethyl Propanediol und Propanol	2-Amino-2-methyl-1,3-propandiol/2-Amino-2-methyl-1-propanol	Neutralisierungsmittel für Harze in Haarsprays	künstlicher Stoff, Hautreizungen möglich
Ammonia	Ammoniak	Lösungsmittel zur Herstellung von Haarmitteln	künstliches, stechend riechendes Gas, ätzend, Warnhinweis bei Konzentrationen über 2 % vorgeschrieben: «Enthält Ammoniak», zulässige Höchstkonzentration 6 %
Ammoniumbitumino Sulfonat	Ichthyol	antiseptischer und bakterizider Wirkstoff	chemisch aufbereitetes Öl aus Schiefergestein, enthält ca. 10 % Schwefel, insbesondere gegen fettiges Haar und Akne

Name auf der Verpackung	deutsche Bezeichnung	Einsatzzweck	Beurteilung
Ammonium Hexafluorosilicat			siehe Ammonium Silicofluorid
Ammoniummonofluorphosphat, Ammonium Silicofluorid		Antikarieswirkstoffe	künstliche Stoffe, zulässige Höchstkonzentration 0,15 %, Warnhinweis vorgeschrieben: «Enthält Ammoniummonofluorphosphat» bzw. «Enthält Ammonium Silicofluorid», Wirkung beim Zähneputzen umstritten, da Anwendung zu kurz
Ammonium Lauryl Sulfate	Ammoniumlaurylsulfat	waschaktive Substanz	künstlicher Stoff, Haut- und Augenreizungen möglich
Amphocerin K		Salbengrundlage, Emulgator	künstlicher Stoff, schnell abklingende Hautreizung möglich
amphoteres Betain			siehe Betaine
Anatas			siehe C. I. 77891
Animal Placental Protein			siehe Placental Protein
Animal tissue extract	tierischer Gewebeextrat	Hautpflegesubstanz für alternde, faltige Haut	natürlicher Stoff aus Schlachtabfällen wie Haut, Eierstöcken, Brust, Hoden oder Placenta, lediglich geringe stundenweise Hautglättung
anionisches Tensid		waschaktive Substanz	unklare Kennzeichnung, da der Name der waschaktiven Substanz nicht genannt wird
Anisöl		für Mundpflegemittel, Duftstoff	etherisches Öl aus Anisfrüchten
anorganische Sulfite und Bisulfite		Konservierungsmittel	künstlicher Stoff, zulässige Höchstkonzentration 0,2 %

Name auf der Verpackung	deutsche Bezeichnung	Einsatzzweck	Beurteilung
Anthocyane		blauer Farbstoff	natürlicher Stoff aus Schalen von roten Weintrauben, Holunder-, Preiselbeeren
Antikaries FLP	10 %ige Natriummonofluorphosphatlösung	Antikarieswirkstoff	siehe Natriummonofluorphosphat
Antiranz	Oxynex LM	Antioxidans	Vitamin E und nicht näher definierte Stoffe
Apfelsäure		Antioxidans, Aromastoff für Mundpflegemittel und Deodorants	organische Säure, die in vielen Früchten vorkommt, Allergien möglich
Apricot Kernel Oil	Aprikosenkernöl	Ölkomponente	natürliches, empfehlenswertes Hautpflegemittel (insbesondere bei trockener Haut)
Annatto			siehe C. I. 75120
Aqua demineralisiert			siehe Purified Water
Arachidonic Acid	Arachidonsäure	Fettkomponente	Fettsäure aus Tierfetten, wie Schweinebauchspeicheldrüsen, soll die Haut vor dem Austrocknen schützen
Arachidonic Acid (and) Linoleic Acid (and) Linolenic Acid		Fettkomponente	vorgefertigtes Fettsäuren-Gemisch
Arnica destillate Arnica Oil	Arnikaauszug, Arnikaöl	entzündungshemmender, wundheilender, leicht pilztötender, antiseptischer Wirkstoff	natürlicher Stoff, alkoholischer, wäßriger oder öliger Auszug aus Arnikablüten, kann Allergien auslösen
Ascorbic Acid,	Ascorbinsäure,	Antioxidans	künstlicher Stoff, behin-

Name auf der Verpackung	deutsche Bezeichnung	Einsatzzweck	Beurteilung
Ascorbyl Palmitate	(Vitamin C) Ascorbinsäure-palmitat		dert die Bildung von krebserregenden Nitros-aminen
Augentrost-Auszug		adstringierende, reizlindernde Wirkung	etherisches Öl aus Augen-trost (Herba Euphrasiae)
Avocado Oil	Avocadoöl	Ölkomponente	empfehlenswertes, pflanz-liches Öl mit guter haut-pflegender Wirkung, ins-besondere bei trockener und schuppiger Haut, wird nur schwer ranzig
Azulene	Azulen	entzündungs-hemmender Wirkstoff	Vorkommen in etheri-schen Ölen der Kamille und Schafgarbe; wird viel-fach künstlich hergestellt
Azurblau			siehe C.I. 42051

Name auf der Verpackung	deutsche Bezeichnung	Einsatzzweck	Beurteilung
Babassu Oil	Babassuöl	Fettkomponente	wird aus den Kernen der brasilianischen Palme At-talea funifera gewonnen, ähnelt dem Kokosnußöl, wird kaum ranzig
Baldrianöl		Badepräparate, Seifen, Parfums	im Gegensatz zum wäßri-gen Auszug hat etherisches Baldrianöl nur ganz gerin-ge beruhigende Eigen-schaften
Balm Mint Extract, Balm Mint Oil	Melissenextrakt, -öl	antibakteriell, beruhigend	natürlicher Stoff
Balsamharz		«wohltuender» Wirkstoff	pflanzliche dick- bis zäh-flüssige Harzbestandteile, die aus Pflanzenöffnungen als Wundsekret austreten

Name auf der Verpackung	deutsche Bezeichnung	Einsatzzweck	Beurteilung
Bamboo Extract	Bambusextrakt	bindet Feuchtigkeit in der Hornschicht	natürlicher Stoff
Barium Sulfate			siehe C. I. 77120
Barium Sulfide	Bariumsulfid	Enthaarungsmittel	künstlicher Stoff, im Tierversuch schleimhaut- und hautreizend, darf nicht in die Hände von Kindern gelangen, Augenkontakt vermeiden
Bartflechtenextrakt		antibakterieller Wirkstoff	alkoholischer bzw. wäßriger Auszug aus Bartflechten
Basilikumöl		Aromastoff, Gewürz	etherisches Öl aus Basilikum
Behenwachs HGL, Behenwachs HR		Wachskomponenten	künstliche Stoffe
Beeswax	Bienenwachs	Emulgator	empfehlenswertes, natürliches gelbbraunes oder weißes Wachs (= Cera alba: künstlich gebleicht)
Beeswax PEG-8 Esters		Emulgator	chemisch verändertes Bienenwachs
Beeswax Substitute	synthet. Bienenwachs	Emulgator	künstlicher Stoff
Behenyl TMC	Incroquat Behenyl TMC	Haarspülungen, -kuren	künstlicher Stoff, hautverträglich
Beinwellextrakt		wundheilend, durchblutungsfördernd	alkoholischer, wäßriger Auszug aus Beinwellwurzeln
Benediktinerkraut			siehe Blessed Thistle Extract
Bentonite	Bentonit	Verdickungsmittel, Stabilisator, physikalischer Lichtschutz	natürlicher, mineralischer Stoff

Name auf der Verpackung	deutsche Bezeichnung	Einsatzzweck	Beurteilung
Benzalkonium Chloride	Benzalkoniumchlorid	Desinfektions-, Konservierungsmittel	künstlicher Stoff, vereinzelt allergieauslösend
Benzoeharz		Konservierungsmittel	natürlicher Stoff von asiatischen Styrax-Bäumen, enthält 10–20 % Benzoesäure, Allergien möglich
Benzoetinktur		Konservierungsmittel	wird meistens aus 1 Teil Benzoeharz und 5 Teilen Ethanol hergestellt, Allergien möglich
Benzoic Acid (Sodium Benzoate)	Benzoesäure und ihre Salze (Natriumbenzoat)	Konservierungsmittel	künstlicher Stoff, zulässige Höchstkonzentration 0,5 %, Allergien möglich
Benzophenone-1	2,4-Dihydroxybenzophenon	Lichtschutzfilter (Einsatz nur zum Schutz des Produktes, nicht der Haut)	künstlicher Stoff, zulässige Höchstkonzentration 0,5 %
Benzophenone-3	2-Hydroxy-4-methoxy-benzophenon (Oxybenzonum)	UVA-Lichtschutzfilter	künstlicher Stoff, Hautreizungen möglich, Warnhinweis vorgeschrieben: «Enthält Oxybenzon» (bei mehr als 0,5 %), selten allergieauslösend
Benzophenone-4	2-Hydroxy-4-methoxybenzophenon-5-sulfonsäure (Sulisobenzonum)	UVA-Lichtschutzfilter	künstlicher Stoff, vorläufig zugelassen bis 31.3.1992, da gesundheitliche Sicherheitsprüfungen nicht abgeschlossen, vereinzelt allergieauslösend
Benzophenone-5	2-Hydroxy-4-methoxybenzophenon-5-Sulfonsäure, Natriumsalz	UVA-Lichtschutzfilter	künstlicher Stoff, zulässige Höchstkonzentration 5 %
Benzophenone-6	2,2-Dihydroxy-4,4-dimethoxy-	Lichtschutzfilter (nur zum Schutz	künstlicher Stoff, zulässige Höchstkonzentration

Name auf der Verpackung	deutsche Bezeichnung	Einsatzzweck	Beurteilung
	benzophenon	des Produktes, nicht der Haut)	0,5 %
Benzopyran-2-one-6-methyl			siehe 6-Methylcumarin
Benzyl Alcohol	Benzylalkohol	Lösungsmittel, ausschließlich für Parfums und Duftstoffe	künstlicher Stoff, selten allergieauslösend
3-Benzylidene Camphor	3-Benzyliden-bornam-2-on	UVB-Licht-schutzfilter	künstlicher Stoff, zulässige Höchstkonzentration 6 %, vorläufig zugelassen bis 31. 3. 1992, da gesundheitliche Sicherheitsprüfungen nicht abgeschlossen, selten Allergien
Bergamotteöl		Duftstoff	natürlicher Stoff aus Bergamotte-Früchten, unter UV-Licht-Einfluß Hautverfärbungen und Allergien möglich (photoallergen, Berloque-Dermatis), bei künstlichem Bergamotteöl keine negativen Hautreaktionen
Beta-carotine			siehe C. I. 75130
Betaine		Waschrohstoffe, Lösungsmittel, für After-Shave-Lotionen	künstliche Stoffe, gelten als gut hautverträglich, jedoch vereinzelt Allergien möglich
Betanin	Betenrot	roter Farbstoff	pflanzlicher Stoff aus roten Rüben
BHA, BHT	Butylhydroxyanisol (E 320 bei Lebensmitteln), Butylhydroxytoluol (E 321 bei Lebensmitteln)	Antioxidantien	künstliche Stoffe, können Allergien hervorrufen, im Tierversuch Veränderungen des Immunsystems, widersprüchliche Studien bei BHT: löste bei Ratten und Mäusen Krebs aus, Erbgutschäden

Name auf der Verpackung	deutsche Bezeichnung	Einsatzzweck	Beurteilung
Bio-Schwefel			siehe Sulfur
Biostimulatoren			siehe Animal tissue extract
Biotin			siehe Vitamin H
Bio-Vicil		entzündungshemmender Wirkstoff	aus Bakterien gewonnener Stoff
Birch Leaf Extract	Birkenextrakt	durchblutungsfördernd und adstringierend	wäßriger Auszug aus Birkenblättern
Bisabolol		entzündungshemmender Wirkstoff	meistens künstliche Herstellung, natürliches Vorkommen im Kamillenöl, gut hautverträglich
Bis-(Hydroxyethyl)-Aminopropyl-N-Hydroxyethyl-Octadecylamine-Dihydrofluoride	Bis-(hydroxyethyl)-aminopropyl-N-hydroxyethyl-oktadecalamin-dihydrofluorid	Antikarieswirkstoff	künstlicher Stoff, zulässige Höchstkonzentration 0,15 %, Warnhinweis vorgeschrieben: «Enthält Bis-…»
1,3-Bis-(hydroxymethyl)-imidazolidin-2-thion		Konservierungsmittel (nur zur Haar- und Nagelbehandlung)	künstlicher Stoff, zulässige Höchstkonzentration 2 %, Warnhinweis vorgeschrieben: «Enthält 1,3-Bis-…»
Bismuth Oxychloride			siehe C. I. 77163
Bittermandelöl		Parfumherstellung	etherisches Öl aus Aprikosen-, Pflaumen- und Kirschkernen, irreführende Kennzeichnung
Bitterorangenöl	Pomeranzenöl	zur Parfumherstellung	etherisches Öl aus Pomeranzenschalen
Blattgrün E 104 / 131			irreführende Kennzeichnung für die künstlichen Farbstoffe C. I. 47005 und C. I. 42051 (siehe dort)

Name auf der Verpackung	deutsche Bezeichnung	Einsatzzweck	Beurteilung
Blei(II)acetat			siehe Lead Acetate
Blessed Thistle Extract	Benediktiner-kraut	beruhigender Wirkstoff	natürlicher, pflanzlicher Stoff
Blütenpollen		Hautpflegesub-stanz	natürlicher Stoff, den Bienen aus Blumenblüten sammeln, Allergien möglich
Blütenrot E 124			irreführende Kennzeichnung für den künstlichen Farbstoff C. I. 16255
Bolus Alba			siehe C. I. 77007
Boric Acid, (Sodium Borate: Borax)	Borsäure und ihre Salze (Natriumborat: Borax)	Konservierungs-mittel	giftiger, künstlicher Stoff, gelangt durch Haut in den Körper, kann insbesondere bei Kindern zu Vergiftungen führen, Warnhinweis vorgeschrieben: «Nicht zur Babypflege verwenden», generelles Verbot wird vielfach gefordert
Bornelone	5-(3,3-Dimethyl-2-norbornyli-den)-3-penten-2-on	Lichtschutzfilter	künstlicher Stoff, vorläufig zugelassen bis 31. 3. 1992, da gesundheitliche Sicherheitsprüfungen nicht abgeschlossen, zulässige Höchstkonzentration 3 %, vereinzelt allergieauslösend
Borretschauszug		Hautpflegesub-stanz	alkoholischer bzw. wäßriger Auszug aus Borretschblättern
Brennesselextrakt			siehe Stinging Nettle Extract
Brom-chlorophene	Bromchlorophen	Konservierungs-mittel	künstlicher Stoff, zulässige Höchstkonzentration 0,1 %, kann natürliches Gleichgewicht der Mund-

Name auf der Verpackung	deutsche Bezeichnung	Einsatzzweck	Beurteilung
			flora stören, im Tierversuch hautreizend
2-Bromo-2-nitropropane-1,3-diol	2-Brom-2-nitro-1,3-propandiol, Bronopol	Konservierungsmittel	künstlicher Stoff, gibt Formaldehyd ab, zulässige Höchstkonzentration 0,1 %, Verunreinigungen mit krebserregenden Nitrosaminen möglich, vereinzelt allergieauslösend
5-Bromo-5-nitro-1,3-dioxane	Bronidox L	Konservierungsmittel, nur für Produkte, die sofort ausgespült werden	künstlicher Stoff, zulässige Höchstkonzentration 0,1 %, Verunreinigung mit krebserregenden Nitrosaminen möglich
Bronopol			siehe 2-Bromo-2-nitropropane-1,3-diol
Bronze Powder			siehe C. I. 77400
Bürzeldrüsenöl (Substitut)			siehe Stearyl Heptanoate
Burdock Root Oil	Klettenwurzelöl	Antischuppen-, Haarwuchsmittel, bakterien- und pilzhemmend	öliger Auszug aus Klettenwurzeln, Wirkung als Haarwuchsmittel ist umstritten
Butane	Butan	Treibmittel	künstlicher Stoff
Butcher Broom Extract	Mäusedornextrakt	entzündungshemmender und blutstillender Wirkstoff	wäßriger Auszug aus den Wurzeln des Mäusedorns (Ruscus aculeatus)
Buttermilch		Hautpflegesubstanz	natürlicher Stoff
Butyl Acetate	Butylacetat	Lösungsmittel für Kunstharze, z. B. in Nagellacken	künstlicher Stoff
Butylene Glycol	1,3-Butylenglykol	Lösungs- und Feuchthaltemittel	künstlicher Stoff, gut hautverträglich

Name auf der Verpackung	deutsche Bezeichnung	Einsatzzweck	Beurteilung
Butyl-hydroxytoluol			siehe BHT
Butyl Methoxydi-benzoylmethane	1-(4-tert.Butyl)-3-(4-methoxy-phenyl)-propan-1,3-dion	Lichtschutzfilter	künstlicher Stoff, zulässige Höchstkonzentration 5 %, selten Allergien unter UV-Lichteinfluß (photo-allergen)
Butylparaben			siehe Parabene
Butylrolacton		Lösemittel	künstlicher Stoff, hautver-träglich
Butyl Stearate	Butylstearat	Ölkomponente, Lösungsvermitt-ler	künstlicher Stoff
Cajeputöl		antiseptischer, schmerzstillender Wirkstoff, z. B. bei Zahnschmer-zen	etherisches Öl aus den fri-schen Blättern des in Australien und Hinterin-dien beheimateten Kaje-putbaumes
Calcium Carbonate	Calciumcarbonat (Kreide)	Putzkörper, phy-sikalischer Licht-schutz	reibt den Zahnschmelz re-lativ stark ab, macht Fluo-ridzusätze wirkungslos, in natürlichem Calciumcar-bonat kann Nickel enthal-ten sein (allergieauslö-send)
Calciumcitrat		Konsistenzgeber	künstlicher Stoff
Calcium Gly-cerophosphate	Calciumgly-cerophosphat	Hautpflegesub-stanz	künstlicher Stoff
Calcium Hydroxide	Calciumhydro-xid	Neutralisierungs-mittel	künstlicher Stoff
Calciummono-fluorphosphat,		Antikarieswirk-stoff	künstlicher Stoff, zulässige Höchstkonzentration

Name auf der Verpackung	deutsche Bezeichnung	Einsatzzweck	Beurteilung
Calciumfluorid			0,15 %, Warnhinweis vorgeschrieben: «Enthält Calciummonofluorphosphat» bzw. «Calciumfluorid», Wirkung beim Zähneputzen umstritten, da Anwendung zu kurz
Calcium Panthotenate	Calciumpanthothenat	Förderung der Wundheilung	empfehlenswerter, hautfreundlicher Stoff (Calciumsalz des Vitamins Pantothensäure)
Calcium Silicate	Calciumsilikat	Stabilisator, Streckungsmittel	künstlicher Stoff
Calcium Stearate	Calciumstearat	Gleitmittel in Pudern	künstlicher Stoff
Calcium Sulfate			siehe C. I. 77231
Calciumsulfid		Enthaarungsmittel	künstlicher Stoff, zulässige Höchstkonzentration 6 %, Warnhinweis vorgeschrieben: «Darf nicht in Kinderhände gelangen. Kontakt mit den Augen vermeiden», im Tierversuch haut- und schleimhautreizend
Calendula Extract Oil, Tinktur	Ringelblumenextrakt, -öl, -tinktur	wundheilend, entzündungshemmend und beruhigend	empfehlenswerte, natürliche Stoffe
Camomile Extract			siehe Chamomile Extract
Campher	Kampfer	antiseptisch, kühlend, juckreizmildernd	wird meistens synthetisch hergestellt, in größeren Mengen haut- und schleimhautreizend
Campherderivat			siehe 3-(4-Methylbenzyliden) Camphor
Cananga Wasser		Duftstoff	wäßriger Auszug aus den

Name auf der Verpackung	deutsche Bezeichnung	Einsatzzweck	Beurteilung
			Blüten des in tropischen Ländern beheimateten Maccarstrauches
Candelilla Wax	Candelillawachs	Wachskomponente	wird durch Auskochen aus den Blättern einer mexikan. Wolfsmilchart gewonnen
Caprylic Acid	Caprinsäure	Fettkomponente	natürliche Fettsäure, Vorkommen in Butter, Kokosfett
Caprylic, Capric Triglyceride	Capryl-, Caprinsäure-triglycerid	Fettkomponenten	künstliche Stoffe
Capsicum Extract	Pfefferextrakt	hautreizender Wirkstoff gegen Rheuma	natürlicher Extrakt aus den Früchten des Spanischen Pfeffers
Caramel	Karamel, Zukkerkuleur (E 150 bei Lebensmitteln)	Farbstoff	wird durch Erhitzung von Zucker gewonnen
Carbamid			siehe Urea
Carbomer-934, -940, -941, -954	Carbopol 934, 940, 941, 954	Verdickungsmittel	künstliche Stoffe, gute Hautverträglichkeit
Carbopol			siehe Carbomer-934, -940, -941, -954
Carboxymethyl-cellulose		Verdickungs-, Bindemittel, Stabilisator	künstlicher Stoff
Carmine			siehe C. I. 75470
Carnauba	Carnaubawachs	Fettkomponente	empfehlenswerter pflanzlicher Rohstoff
Carotin	Karotin	Farbstoff, Hautschutzfaktor	wird meistens künstlich hergestellt, natürliches Vorkommen z. B. in Möhren, Karotten
Carotinöl (Carrot Oil)	Karottenöl	Hautpflegesubstanz für trockene, schuppige Haut	in Pflanzenöl gelöstes Karotin

Name auf der Verpackung	deutsche Bezeichnung	Einsatzzweck	Beurteilung
Carrot Extract	Karottenextrakt	Hautpflegesubstanz	natürlicher Extrakt aus Karotten
Castor Oil	Rizinusöl	Fettkomponente	natürliches pflanzliches, kaltgepreßtes Öl, starker Eigengeruch
C-Chlorophyll			siehe C. I. 75810
Cedernholzöl			siehe Zedernholzöl
Cellulose Gum	Carboxymethylcellulose	Bindemittel	künstlicher Stoff
Cera alba			siehe Beeswax
Ceresin			siehe Paraffin
Cetaceum			siehe Cetyl Palmitate
Ceteareth-(n) (n steht für verschiedene Zahlen)	Polyoxyethylen(n)cetylstearylether	Emulgator	künstlicher Stoff
C 12-15 Alcohols Benzoate	Ester der Benzoesäure mit C 12-15 Fettalkohol		künstlicher Stoff, siehe auch Benzoesäure
Cetearyl Alcohol	Cetostearylalkohol	Stabilisator	künstlicher Stoff, vereinzelt allergieauslösend
Cetearyl Isononanoate		Ölkomponente	künstlicher Stoff
Cetearyl Octanoate	Cetylstearyl-2-ethylhexanoat	Fettkomponente	künstlicher Stoff
Cetearyl Octanoate (and) Ceresin (and) Lanolin (and) Sorbitan Sesquiolate (and) Stearyl Heptanoate (and) Mineral Oil (and) Trihydroxystearin (and) BHT		Fettkomponente	industriell vorgefertigtes Gemisch aus künstlichen Fettkomponenten und einem Antioxidans

Name auf der Verpackung	deutsche Bezeichnung	Einsatzzweck	Beurteilung
Cetearyl Sulfate	Cetearylsulfat	Emulgator	künstlicher Stoff
Cetrimonium Bromide	Cetrimonium-bromid	Antiseptikum, Emulgator	künstlicher Stoff
Cetrimonium Chloride	N-Alkyl(C12-C22)trimethyl-ammoniumbro-mid und -chlorid	Haarkonditio-nierungsmittel, Konservierungs-mittel	künstlicher Stoff, im Tier-versuch in höheren Kon-zentrationen haut- und schleimhautreizend
Cetyl Alcohol	Cetylalkohol	Stabilisator, Ver-dickungsmittel, rückfettende Substanz in Sei-fen	wird beispielsweise aus Kokosöl gewonnen, haut-pflegend, weil Wasserver-dunstung auf der Haut verhindert wird, reizlos
Cetylamin-hydrofluorid		Antikarieswirk-stoff	künstlicher Stoff, zulässige Höchstkonzentration 0,15 %, Warnhinweis vor-geschrieben: «Enthält Ce-tylamin-...», Wirkung beim Zähneputzen um-stritten, da Anwendung zu kurz
Cetyl Dimethicone Copolyol (and) Polyglyceryl-4-Isostearate (and) Hexyl Laurate		Fettkomponente	industriell vorgefertigtes Gemisch aus künstlichen Fettkomponenten
Cetyl Ester		Emulgator	ungenaue Kennzeichnung, da Gruppenname für di-verse versalzte Cetylester, z. B. Cetyllactat
Cetyl Lactate	Cetyllactat	Emulgator	künstlicher Stoff
Cetyl Palmitate	Cetylpalmitat (Walratersatz)	Stabilisator, Kon-sistenzgeber	künstlicher Stoff
Cetyl Phosphate	Cetylphosphat	Emulgator	künstlicher Stoff
Cetylpyridinium Chloride	Cetylpyridi-niumchlorid	Netzmittel, Anti-septikum	künstlicher Stoff
Cetyl Ricinoleate	Cetylricinoleat	Fettkomponente	künstlicher Stoff

Name auf der Verpackung	deutsche Bezeichnung	Einsatzzweck	Beurteilung
Cetyl Stearyl Alcohol	Cetearylstearyl-alkohol	Emulgator, Wachskomponente	chemisch veränderter Naturstoff
Cetyltrimethylam-moniumbromid			siehe Cetrimonium Bromide
Chamomile Extract, Oil	Auszug aus römischer Kamille	Haarpflegesubstanz, Aufhellung blonder Haare	empfehlenswerter, natürlicher Stoff
Chloracetamide	2-Chloracetamid	Konservierungsmittel	künstlicher Stoff, zulässige Höchstkonzentration 0,3 %, Warnhinweis vorgeschrieben: «Enthält Chloracetamide», als Allergieauslöser bekannt
Chloramine-T	Chloramin-T	Händedesinfektionsmittel, desodorierende Waschungen	künstlicher Stoff, vereinzelt allergieauslösend durch Einatmen (asthmatische Erscheinungen), Stoff nicht einatmen, Schutzmaske tragen
Chlorate of Soda	Natriumchlorat	Oxidationsmittel	giftiger, künstlicher Stoff, wird auch zur Unkrautvernichtung eingesetzt, ergibt mit oxidierbaren Stoffen ein explosives Gemisch
Chlorbutanol		Konservierungsmittel (in Sprays verboten)	künstlicher Stoff, zulässige Höchstkonzentration 0,5 %, Warnhinweis vorgeschrieben: «Enthält Chlorbutanol», in höheren Konzentrationen schleimhautreizend
Chlorhexidine (Chlorgluconate)	Chlorhexidin (Chlorgluconat)	Konservierungsmittel	künstlicher Stoff, zulässige Höchstkonzentration 0,3 %, steht im Verdacht, die Mundflora zu schädigen
Chlorisothiazo-linon			siehe Methylchloroisothiazolinone

Name auf der Verpackung	deutsche Bezeichnung	Einsatzzweck	Beurteilung
1-(3-Chloroallyl)-3,5,7-triaza-1-azonia-adamantanchlorid		Konservierungsmittel	künstlicher Stoff, zulässige Höchstkonzentration 0,2 %
1-(4-Chlorphenoxyl)1-(1H-imidazol-1-yl)-3,3-di-methyl-2-butanon		Konservierungsmittel	künstlicher Stoff, zulässige Höchstkonzentration 0,5 %
Chloroxylenol	4-Chlor-3,5-di-methylphenol	Konservierungsmittel	künstlicher Stoff, zulässige Höchstkonzentration 0,3 %, im Tierversuch haut- und schleimhautreizend, selten Allergien
Chlorophyllin-Copper Complex (Chlorophyll C)			siehe C. I. 75810
Cholesterol	Cholesterin	Emulgator	natürlicher Stoff aus Wollwachs oder tierischem Rückenmark
Choleth-10	Cholesterinpolyglykolether	Emulgator	chemisch verändertes Cholesterin
Chondroitin-sulfate	Chondroitin-schwefelsäure	Verbesserung des Wasserhaltevermögens der Hornhaut	natürlicher Stoff aus Binde- und Stützgewebe von Tieren
Chromium Hydroxide Green			siehe C. I. 77289
Chromium Oxide Green			siehe C. I. 77288
C. I. 10006	Pigment Grün B	grüner Farbstoff (nur für Kosmetika mit kurzzeitigem Hautkontakt zugelassen)	künstlicher Stoff, längere Hauteinwirkung vermeiden
C. I. 10020	Naphtholgrün B	grüner Farbstoff (für Kosmetika	künstlicher Stoff, Schleimhautkontakt vermeiden

Name auf der Verpackung	deutsche Bezeichnung	Einsatzzweck	Beurteilung
		mit Schleimhautkontakt verboten)	
C.I. 10316	Naphtholgelb S	gelber Farbstoff (für Schminke und Abschminkmittel verboten)	künstlicher Stoff, vereinzelt allergieauslösend, darf auf keinen Fall in die Augen gelangen
C.I. 11680	Hansagelb G	gelber Farbstoff (für Kosmetika mit Schleimhautkontakt verboten)	künstlicher Stoff, vereinzelt allergieauslösend, Schleimhautkontakt vermeiden
C.I. 11710	Hansagelb 10 G	gelber Farbstoff (für Kosmetika mit Schleimhautkontakt verboten)	künstlicher Stoff, Schleimhautkontakt vermeiden
C.I. 11725	Hansagelb 3 R	orangener Farbstoff (nur für Kosmetika mit kurzzeitigem Hautkontakt)	künstlicher Stoff, längere Hauteinwirkung vermeiden
C.I. 11920	C-Orange 1	orangener Farbstoff	künstlicher Stoff
C.I. 12010	Fettbraun B	roter Farbstoff (für Kosmetika mit Schleimhautkontakt verboten)	künstlicher Stoff, Schleimhautkontakt vermeiden, vereinzelt allergieauslösend
C.I. 12075	Permanentorange	orangener Farbstoff	künstlicher Stoff, vereinzelt allergieauslösend
C.I. 12085	Permanentrot R extra	roter Farbstoff	künstlicher Stoff, zulässige Höchstkonzentration 3 %, vereinzelt allergieauslösend
C.I. 12120	Toluidinrot	roter Farbstoff (nur für Kosmetika mit kurzzeitigem Hautkontakt)	künstlicher Stoff, längere Hauteinwirkung vermeiden, vereinzelt allergieauslösend

Name auf der Verpackung	deutsche Bezeichnung	Einsatzzweck	Beurteilung
C.I. 12150	C-Rot 2	roter Farbstoff	künstlicher Stoff, vereinzelt allergieauslösend
C.I. 12370	C-WR-Rot 19	roter Farbstoff (nur für Kosmetika mit kurzzeitigem Hautkontakt)	künstlicher Stoff, längere Hauteinwirkung vermeiden
C.I. 12420	Pigment Red 7	roter Farbstoff (nur für Kosmetika mit kurzzeitigem Hautkontakt)	künstlicher Stoff, längere Hauteinwirkung vermeiden, vereinzelt allergieauslösend
C.I. 12480	C.-ext. Braun 1	brauner Farbstoff (nur für Kosmetika mit kurzzeitigem Hautkontakt)	künstlicher Stoff, längere Hauteinwirkung vermeiden
C.I. 12490	C.-ext. Rot 58	roter Farbstoff	künstlicher Stoff, vereinzelt allergieauslösend
C.I. 12700	Gelbfarbstoff	gelber Farbstoff (nur für Kosmetika mit kurzzeitigem Hautkontakt)	künstlicher Stoff, längere Hauteinwirkung vermeiden
C.I. 13015	C-Gelb 9	gelber Farbstoff	künstlicher Stoff, vereinzelt allergieauslösend
C.I. 14270	Resorcingelb	orangener Farbstoff	künstlicher Stoff, vereinzelt allergieauslösend, spezielle gesetzliche Reinheitsanforderungen
C.I. 14700	C-Rot 57	roter Farbstoff	künstlicher Stoff, vereinzelt allergieauslösend
C.I. 14720	Azorubin (E 122 bei Lebensmitteln)	roter Farbstoff	künstlicher Stoff, spezielle gesetzliche Reinheitsanforderungen, denn gesundheitsschädliche Verunreinigungen können vorkommen

Name auf der Verpackung	deutsche Bezeichnung	Einsatzzweck	Beurteilung
C.I. 14815	C-Rot 49	roter Farbstoff	künstlicher Stoff, spezielle gesetzliche Reinheitsanforderungen
C.I. 15510	Orange II	orangener Farbstoff (für Schminke und Abschminkmittel verboten)	künstlicher Stoff, darf auf keinen Fall in die Augen gelangen, vereinzelt allergieauslösend
C.I. 15525	C.-ext. Rot 59	roter Farbstoff	künstlicher Stoff, vereinzelt allergieauslösend
C.I. 15580	1-(3-Methylphenylazo-4-sulfosäure)-2-hydroxynaphthalin	roter Farbstoff	künstlicher Stoff
C.I. 15585:1	Lackrot C	roter Farbstoff (für Schminke und Abschminkmittel verboten)	künstlicher Stoff, darf auf keinen Fall in die Augen gelangen, vereinzelt allergieauslösend
C.I. 15620	C-WR-Rot 13	roter Farbstoff (nur für Kosmetika mit kurzzeitigem Hautkontakt)	künstlicher Stoff, längere Hauteinwirkung vermeiden
C.I. 15630	C-Rot 56	roter Farbstoff	künstlicher Stoff, vereinzelt allergieauslösend, zulässige Höchstkonzentration 3 %
C.I. 15800:1	C.-ext. Rot 57	roter Farbstoff (für Kosmetika mit Schleimhautkontakt verboten)	künstlicher Stoff, Schleimhautkontakt vermeiden
C.I. 15850	Dinatriumsalz	roter Farbstoff	künstlicher Stoff, vereinzelt allergieauslösend
C.I. 15850:1	C-Rot 12	roter Farbstoff	künstlicher Stoff, vereinzelt allergieauslösend
C.I. 15865	Sicorot WRC	roter Farbstoff	künstlicher Stoff, vereinzelt allergieauslösend

Name auf der Verpackung	deutsche Bezeichnung	Einsatzzweck	Beurteilung
C.I. 15880	C.-ext. Rot 61	roter Farbstoff	künstlicher Stoff, vereinzelt allergieauslösend
C.I. 15980	C-Orange 9	orangener Farbstoff	künstlicher Stoff, vereinzelt allergieauslösend, spezielle gesetzliche Reinheitsanforderungen
C.I. 15985	Gelborange S (E 110 bei Lebensmitteln)	gelber Farbstoff	künstlicher Stoff, selten Allergien
C.I. 16035	C-Rot 60	roter Farbstoff	künstlicher Stoff, vereinzelt allergieauslösend
C.I. 16185	Amaranth (E 123 bei Lebensmitteln)	roter Farbstoff	künstlicher Stoff, vereinzelt allergieauslösend, spezielle gesetzliche Reinheitsanforderungen
C.I. 16230	Orange G	orangener Farbstoff (für Kosmetika mit Schleimhautkontakt verboten)	künstlicher Stoff, vereinzelt allergieauslösend, Schleimhautkontakt vermeiden
C.I. 16255	Cochenillerot A (E 124 bei Lebensmitteln)	roter Farbstoff	künstlicher Stoff, vereinzelt allergieauslösend, spezielle gesetzliche Reinheitsanforderungen
C.I. 16290	C-Rot 48	roter Farbstoff	künstlicher Stoff, vereinzelt allergieauslösend, spezielle gesetzliche Reinheitsanforderungen, denn gesundheitsschädliche Verunreinigungen können vorkommen
C.I. 17200	C-Rot 58	roter Farbstoff	künstlicher Stoff
C.I. 18050	Amidonaphtholrot G	roter Farbstoff (für Kosmetika mit Schleimhautkontakt verboten)	künstlicher Stoff, Schleimhautkontakt vermeiden
C.I. 18130	Acid Red 155	roter Farbstoff	künstlicher Stoff, längere

Name auf der Verpackung	deutsche Bezeichnung	Einsatzzweck	Beurteilung
		(nur für Kosmetika mit kurzzeitigem Hautkontakt)	Hauteinwirkung vermeiden
C.I. 18690	C-WR-Orange 9	gelber Farbstoff (nur für Kosmetika mit kurzzeitigem Hautkontakt)	künstlicher Stoff, vereinzelt allergieauslösend, längere Hauteinwirkung vermeiden
C.I. 18736	C-WR-Orange 8	roter Farbstoff (nur für Kosmetika mit kurzzeitigem Hautkontakt)	künstlicher Stoff, vereinzelt allergieauslösend, längere Hauteinwirkung vermeiden
C.I. 18820	C-WR-Gelb 9	gelber Farbstoff (nur für Kosmetika mit kurzzeitigem Hautkontakt)	künstlicher Stoff, vereinzelt allergieauslösend, längere Hauteinwirkung vermeiden
C.I. 18965	Acid Yellow 17	gelber Farbstoff	künstlicher Stoff, vereinzelt allergieauslösend
C.I. 19120	Echtlichtgelb 3 G	gelber Farbstoff (nur für Kosmetika mit kurzzeitigem Hautkontakt)	künstlicher Stoff, vereinzelt allergieauslösend, längere Hauteinwirkung vermeiden
C.I. 19140	Tartrazin (E 102 bei Lebensmitteln)	gelber Farbstoff	künstlicher Stoff, selten Allergien, spezielle gesetzliche Reinheitsanforderungen, denn gesundheitsschädliche Verunreinigungen können vorkommen
C.I. 20040	Gelbpigment	gelber Farbstoff (nur für Kosmetika mit kurzzeitigem Hautkontakt)	künstlicher Stoff, längere Hauteinwirkung vermeiden, spezielle gesetzliche Reinheitsanforderungen, denn gesundheitsschädliche Verunreinigungen können vorkommen (zu-

Name auf der Verpackung	deutsche Bezeichnung	Einsatzzweck	Beurteilung
			gelassene Höchstmenge an krebserregendem 3,3'-Dichlorbenzidin: 0,005 %)
C.I. 20170	C.-ext. Braun 4	orangener Farbstoff (für Kosmetika mit Schleimhautkontakt verboten)	künstlicher Stoff, vereinzelt allergieauslösend, Schleimhautkontakt vermeiden
C.I. 20470	Erioschwarz	schwarzer Farbstoff (für Kosmetika mit Schleimhautkontakt verboten)	künstlicher Stoff, Schleimhautkontakt vermeiden
C.I. 21230	C.-ext. Gelb 21	gelber Farbstoff (für Kosmetika mit Schleimhautkontakt verboten)	künstlicher Stoff, Schleimhautkontakt vermeiden
C.I. 24790	C-WR-Rot 18	roter Farbstoff (nur für Kosmetika mit kurzzeitigem Hautkontakt)	künstlicher Stoff, längere Hauteinwirkung vermeiden
C.I. 26100	Sudan III	roter Farbstoff	künstlicher Stoff, vereinzelt allergieauslösend, vorläufig zugelassen zur Verarbeitung bis 31.12.1991, Verkauf der Produkte bis 31.12.1993
C.I. 27290	Baumwollscharlach	roter Farbstoff (nur für Kosmetika mit kurzzeitigem Hautkontakt)	künstlicher Stoff, vereinzelt allergieauslösend, längere Hauteinwirkung vermeiden
C.I. 27755	C-Schwarz 7	schwarzer Farbstoff	künstlicher Stoff, vereinzelt allergieauslösend, spezielle gesetzliche Reinheitsanforderungen, denn gesundheitsschädliche

Name auf der Verpackung	deutsche Bezeichnung	Einsatzzweck	Beurteilung
			Verunreinigungen können vorkommen (zugelassene Höchstmenge an Blei: 10 mg/kg, Arsen: 2 mg/kg Farbstoff)
C.I. 28440	Brillant- schwarz BN (E 151 bei Le- bensmitteln)	schwarzer Farb- stoff	künstlicher Stoff, verein- zelt allergieauslösend, spe- zielle gesetzliche Rein- heitsanforderungen, denn gesundheitsschädliche Verunreinigungen können vorkommen
C.I. 40215	C-WR-Orange 1	orangener Farb- stoff (nur für Kosmetika mit kurzzeitigem Hautkontakt)	künstlicher Stoff, verein- zelt allergieauslösend, län- gere Hauteinwirkung ver- meiden
C.I. 40800	Gelbfarbstoff	orangener Farb- stoff	künstlicher Stoff
C.I. 40825	Beta-Apo-8-Ca- rotinsäureethyl- ester (E 160 f bei Lebensmitteln)	orangener Farb- stoff	wird meistens künstlich hergestellt
C.I. 40850	Canthaxanthin (E 161 g bei Le- bensmitteln)	orangener Farb- stoff	natürlicher Stoff, kommt in zahlreichen Pflanzen vor, spezielle gesetzliche Reinheitsanforderungen
C.I. 42051	Patentblau V (E 131 bei Le- bensmitteln)	blauer Farbstoff	künstlicher Stoff, spezielle gesetzliche Reinheitsan- forderungen, denn ge- sundheitsschädliche Ver- unreinigungen können vorkommen (zugelassene Höchstmenge an Chrom: 20 mg/kg)
C.I. 42053	C-Grün 12	grüner Farbstoff	künstlicher Stoff, bei Tier- versuchen in den USA krebserregend

Name auf der Verpackung	deutsche Bezeichnung	Einsatzzweck	Beurteilung
C. I. 42080	Patentblau A	blauer Farbstoff (nur für Kosmetika mit kurzzeitigem Hautkontakt)	künstlicher Stoff, längere Hauteinwirkung vermeiden
C. I. 42090	Patentblau AE	blauer Farbstoff	künstlicher Stoff, vereinzelt allergieauslösend, in den USA seit 1978 verboten, da im Tierversuch krebserregend
C. I. 42100	C-WR-Grün 5	grüner Farbstoff (nur für Kosmetika mit kurzzeitigem Hautkontakt)	künstlicher Stoff, längere Hauteinwirkung vermeiden
C. I. 42170	C-Grün 3	grüner Farbstoff (nur für Kosmetika mit kurzzeitigem Hautkontakt)	künstlicher Stoff, längere Hauteinwirkung vermeiden
C. I. 42510	Magenta 1	violetter Farbstoff (für Kosmetika mit Schleimhautkontakt verboten)	künstlicher Stoff, vereinzelt allergieauslösend, Schleimhautkontakt vermeiden
C. I. 42520	Magenta III	violetter Farbstoff (nur für Kosmetika mit kurzzeitigem Hautkontakt)	künstlicher Stoff, vereinzelt allergieauslösend, längere Hauteinwirkung vermeiden, in den USA seit 1973 verboten, im Tierversuch krebserregend (Brust- und Hautkrebs)
C. I. 42735	Acilanbrillantblau	blauer Farbstoff (für Kosmetika mit Schleimhautkontakt verboten)	künstlicher Stoff, Schleimhautkontakt vermeiden
C. I. 44090	Brillantsäuregrün (E 142 bei Lebensmitteln)	grüner Farbstoff	künstlicher Stoff, spezielle gesetzliche Reinheitsanforderungen

Name auf der Verpackung	deutsche Bezeichnung	Einsatzzweck	Beurteilung
C.I. 45100	Xylylenrot B	roter Farbstoff (nur für Kosmetika mit kurzzeitigem Hautkontakt)	künstlicher Stoff, längere Hauteinwirkung vermeiden
C.I. 45170	Rhodamin B	roter Farbstoff	künstlicher Stoff, vereinzelt allergieauslösend, in den USA strenge Höchstmengenbegrenzung, da im Tierversuch krebserregend
C.I. 45170:1	Rhodamin B-Stearat	roter Farbstoff (für Schminke und Abschminkmittel verboten)	künstlicher Stoff, darf auf keinen Fall in die Augen gelangen, vereinzelt allergieauslösend
C.I. 45190	Violett 5 (EG)	violetter Farbstoff (nur für Kosmetika mit kurzzeitigem Hautkontakt)	künstlicher Stoff, längere Hauteinwirkung vermeiden
C.I. 45220	C-WR Rot 16	roter Farbstoff (nur für Kosmetika mit kurzzeitigem Hautkontakt)	künstlicher Stoff, längere Hauteinwirkung vermeiden
C.I. 45350, 45350:1	Fluorescein	gelber Farbstoff	künstlicher Stoff, vereinzelt allergieauslösend, zulässige Höchstmenge 6 %
C.I. 45370, 45370:1	C-Rot 27	orangener Farbstoff	künstlicher Stoff, vereinzelt allergieauslösend, spezielle gesetzliche Reinheitsanforderungen, denn gesundheitsschädliche Verunreinigungen können vorkommen (zugelassene Höchstmenge an Fluorescein: 1 %, Monobromfluorescein: 2 %)
C.I. 45380,	Eosin G	roter Farbstoff	künstlicher Stoff, verein-

Name auf der Verpackung	deutsche Bezeichnung	Einsatzzweck	Beurteilung
45380:2			zelt allergieauslösend, spezielle gesetzliche Reinheitsanforderungen, denn gesundheitsschädliche Verunreinigungen können vorkommen (zugelassene Höchstmengen an Fluorescein: 1 %, Monobromfluorescein: 2 %)
C.I. 45396	Solvent Dye	orangener Farbstoff	künstlicher Stoff (zugelassene Höchstmenge in Lippenstiften: 1 % [als freie Säure])
C.I. 45405	Acid Red 98 (für Schminke und Abschminkmittel verboten)	roter Farbstoff	künstlicher Stoff, darf auf keinen Fall in die Augen gelangen, spezielle gesetzliche Reinheitsanforderungen, denn gesundheitsschädliche Verunreinigungen können vorkommen (zugelassene Höchstmenge an Fluorescein: 1 %, Monobromfluorescein: 2 %)
C.I. 45410	Eosin 10 B	roter Farbstoff	künstlicher Stoff, vereinzelt allergieauslösend, spezielle gesetzliche Reinheitsanforderungen, denn gesundheitsschädliche Verunreinigungen können vorkommen (zugelassene Höchstmenge an Fluorescein: 1 %, Monobromfluorescein: 2 %)
C.I. 45425	C-Rot 35	roter Farbstoff	künstlicher Stoff, vereinzelt allergieauslösend, spezielle gesetzliche Reinheitsanforderungen, denn gesundheitsschädliche Verunreinigungen können vorkommen (zugelassene

Name auf der Verpackung	deutsche Bezeichnung	Einsatzzweck	Beurteilung
			Höchstmenge an Fluorescein: 1 %, Monojodfluorescein: 3 %)
C. I. 45425:1	Erythrosin 6 G	roter Farbstoff	künstlicher Stoff, vereinzelt allergieauslösend
C. I. 45430	Erythrosin (E 127 bei Lebensmitteln)	roter Farbstoff	künstlicher Stoff, vereinzelt allergieauslösend, spezielle gesetzliche Reinheitsanforderungen, denn gesundheitsschädliche Verunreinigungen können vorkommen (zugelassene Höchstmenge an Fluorescein: 1 %, Monobromfluorescein: 2 %)
C. I. 47000	Chinolingelb A	gelber Farbstoff (für Kosmetika mit Schleimhautkontakt verboten)	künstlicher Stoff, Schleimhautkontakt vermeiden, selten Allergien
C. I. 47005	Chinolingelb (E 104 bei Lebensmitteln)	gelber Farbstoff	künstlicher Stoff, selten Allergien, spezielle gesetzliche Reinheitsanforderungen
C. I. 50325	Acilanechtviolett	violetter Farbstoff (nur für Kosmetika mit kurzzeitigem Hautkontakt)	künstlicher Stoff, längere Hauteinwirkung vermeiden
C. I. 50420	Nigrosin	schwarzer Farbstoff (für Kosmetika mit Schleimhautkontakt verboten)	künstlicher Stoff, vereinzelt allergieauslösend, Schleimhautkontakt vermeiden
C. I. 51319	C-WR Violett 7	violetter Farbstoff (nur für Kosmetika mit kurzzeitigem Hautkontakt)	künstlicher Stoff, längere Hauteinwirkung vermeiden

Name auf der Verpackung	deutsche Bezeichnung	Einsatzzweck	Beurteilung
C.I. 58000	Alizarin	roter Farbstoff	künstlicher Stoff, vereinzelt allergieauslösend
C.I. 59040	Pyranin	grüner Farbstoff (für Kosmetika mit Schleimhautkontakt verboten)	künstlicher Stoff, Schleimhautkontakt vermeiden
C.I. 60724	Disperse Violet 27	violetter Farbstoff (nur für Kosmetika mit kurzzeitigem Hautkontakt)	künstlicher Stoff, vereinzelt allergieauslösend, längere Hauteinwirkung vermeiden
C.I. 60725	C.-ext. Violet 18	violetter Farbstoff	künstlicher Stoff, vereinzelt allergieauslösend
C.I. 60730	C.-ext. Violet 21	violetter Farbstoff (für Kosmetika mit Schleimhautkontakt verboten)	künstlicher Stoff, Schleimhautkontakt vermeiden, vereinzelt allergieauslösend
C.I. 61565	Chinizaringrün	grüner Farbstoff	künstlicher Stoff, vereinzelt allergieauslösend
C.I. 61570	Alizaringrün G	grüner Farbstoff	künstlicher Stoff, vereinzelt allergieauslösend
C.I. 61585	C-WR-Blau 10	blauer Farbstoff (nur für Kosmetika mit kurzzeitigem Hautkontakt)	künstlicher Stoff, längere Hauteinwirkung vermeiden
C.I. 62045	Acid Blue 62	blauer Farbstoff	künstlicher Stoff, vereinzelt allergieauslösend
C.I. 69800	C-Blau 18	blauer Farbstoff	künstlicher Stoff, spezielle gesetzliche Reinheitsanforderungen
C.I. 69825	Vat Blue 6	blauer Farbstoff	künstlicher Stoff, vereinzelt allergieauslösend
C.I. 71105	Hostapermorange GR	orangener Farbstoff (für Kosme-	künstlicher Stoff, Schleimhautkontakt vermeiden

Name auf der Verpackung	deutsche Bezeichnung	Einsatzzweck	Beurteilung
		tika mit Schleimhautkontakt verboten)	
C. I. 73000	Indigotin	blauer Farbstoff	künstlicher Stoff, vereinzelt allergieauslösend
C. I. 73015	Indigotin I (E 132 bei Lebensmitteln)	blauer Farbstoff	künstlicher Stoff, vereinzelt allergieauslösend, spezielle gesetzliche Reinheitsanforderungen, denn gesundheitsschädliche Verunreinigungen können vorkommen
C. I. 73360	C-Rot 28	roter Farbstoff	künstlicher Stoff, vereinzelt allergieauslösend
C. I. 73385	C-Violet 9	violetter Farbstoff	künstlicher Stoff, vereinzelt allergieauslösend
C. I. 73900	Chindion	violetter Farbstoff (nur für Kosmetika mit kurzzeitigem Hautkontakt)	künstlicher Stoff, längere Hauteinwirkung vermeiden, vorläufig zugelassen zur Verarbeitung bis 31. 12. 1991, Verkauf der Produkte bis 31. 12. 1993
C. I. 73915	Pigmentrot	roter Farbstoff (nur für Kosmetika mit kurzzeitigem Hautkontakt)	künstlicher Stoff, längere Hauteinwirkung vermeiden
C. I. 74100	Heliogenblau	blauer Farbstoff (nur für Kosmetika mit kurzzeitigem Hautkontakt)	künstlicher Stoff, längere Hauteinwirkung vermeiden
C. I. 74160	Monastral	blauer Farbstoff	künstlicher Stoff
C. I. 74180	C-WR-Blau 12	blauer Farbstoff (nur für Kosmetika mit kurzzeitigem Hautkontakt)	künstlicher Stoff, längere Hauteinwirkung vermeiden, vorläufig zugelassen zur Verarbeitung bis 31. 12. 1991, Verkauf der Produkte bis 31. 12. 1993

Name auf der Verpackung	deutsche Bezeichnung	Einsatzzweck	Beurteilung
C. I. 74260	C.-ext. Grün 5	grüner Farbstoff (für Schminke und Abschmink- mittel verboten)	künstlicher Stoff, darf auf keinen Fall in die Augen gelangen
C. I. 75100	Safran	gelber Farbstoff	natürlicher Stoff
C. I. 75120	Bixtin (E 160 b bei Lebensmit- teln)	orangener Farb- stoff	natürlicher Stoff aus pflanzlichen Samen ge- wonnen, spezielle gesetz- liche Reinheitsanforde- rungen
C. I. 75125	Lycopin (E 160 d bei Lebensmit- teln)	gelber Farbstoff	natürlicher Stoff, Vor- kommen z. B. in Hagebut- ten und Tomaten
C. I. 75130	Alpha-, Beta-, Gamma-Carotin (E 160 a bei Le- bensmitteln)	orangener Farb- stoff	wird meistens künstlich hergestellt, vereinzelt allergieauslösend
C. I. 75135	Rubixanthin (E 161 d bei Le- bensmitteln)	gelber Farbstoff	natürlicher Stoff aus Pflanzen
C. I. 75170	Guanin	weißer Farbstoff, physikalischer Lichtschutz	chemischer Abkömmling des natürlichen Fettbe- gleitstoffes Purin, verein- zelt allergieauslösend
C. I. 75300	Curcumin	gelber Farbstoff	natürlicher, pflanzlicher Stoff, vereinzelt allergie- auslösend, spezielle ge- setzliche Reinheitsanfor- derungen
C. I. 75470	Cochenille (E 120 bei Le- bensmitteln)	roter Farbstoff	natürlicher Stoff, verein- zelt allergieauslösend, spe- zielle gesetzliche Rein- heitsanforderungen
C. I. 75810	Chlorophyll a und b (E 140 bei Lebensmitteln), kupferhaltige Komplexe der	grüner Farbstoff, deodorierender und wundheilen- der Wirkstoff	natürliche Stoffe aus trok- kenen Blättern, spezielle gesetzliche Reinheitsan- forderungen

Name auf der Verpackung	deutsche Bezeichnung	Einsatzzweck	Beurteilung
	Chlorophylle (E 141 bei Lebensmitteln)		
C.I. 77000	Aluminium (E 173 bei Lebensmitteln)	weißer Farbstoff	natürlicher mineralischer Stoff, spezielle gesetzliche Reinheitsanforderungen
C.I. 77002	Tonerdehydrat	weißer Farbstoff	künstlicher Stoff
C.I. 77004	Kaolin, Aluminiumsilikat (Porzellanerde)	weißer Farbstoff, Pudergrundlage, Stabilisator, physikalischer Lichtschutz, Putzkörper	natürlicher, mineralischer, umweltfreundlicher Stoff, schonender Putzkörper, mildert aggressive Schleifwirkung anderer Putzkörper
C.I. 77007	Ultramarin	blauer Farbstoff	künstlicher Stoff
C.I. 77015	Eisen(III)oxid	roter Farbstoff	künstlicher Stoff
C.I. 77120	Bariumsulfat	weißer Farbstoff	künstlicher Stoff
C.I. 77163	Wismutoxychlorid	weißer Farbstoff	künstlicher Stoff
C.I. 77220	Calciumcarbonat (E 170 bei Lebensmitteln)	weißer Farbstoff	natürlicher, mineralischer Stoff, spezielle gesetzliche Reinheitsanforderungen, vereinzelt Allergien aufgrund des natürlichen Nickelgehaltes
C.I. 77231	Gips	weißer Farbstoff, Pudergrundlage, milder Putzkörper	natürlicher, mineralischer Stoff
C.I. 77266	Kohlenstoff	schwarzer Farbstoff	natürlicher Stoff
C.I. 77267	Charcoal (englische Bezeichnung für Holzkohle)	schwarzer Farbstoff	natürlicher Stoff
C.I. 77268:1	Carbo medicinalis vegetabilis (E 153 bei Lebensmitteln)	schwarzer Farbstoff	wird aus Pflanzenasche hergestellt, spezielle gesetzliche Reinheitsanforderungen

Name auf der Verpackung	deutsche Bezeichnung	Einsatzzweck	Beurteilung
C. I. 77288	Chromoxid	grüner Farbstoff	künstlicher Stoff, spezielle gesetzliche Reinheitsanforderungen
C. I. 77289	wasserhaltiges Chromoxid	grüner Farbstoff	künstlicher Stoff, vereinzelt allergieauslösend, spezielle gesetzliche Reinheitsanforderungen
C. I. 77346	Kobaltblau	grüner Farbstoff	künstlicher Stoff
C. I. 77400	Kupfer	brauner Farbstoff	künstlicher Stoff, vereinzelt allergieauslösend
C. I. 77480	Gold (E 175 bei Lebensmitteln)	brauner Farbstoff	natürlicher, mineralischer Stoff, vereinzelt allergieauslösend
C. I. 77489, 77491, 77492, 77499	Eisenoxide und -hydroxide (E 172 bei Lebensmitteln)	orangener, roter, gelber und schwarzer Farbstoff, physikalischer Lichtschutz	mineralische Stoffe, spezielle gesetzliche Reinheitsanforderungen, denn gesundheitsschädliche Verunreinigungen können vorkommen (zugelassene Höchstmenge an Selen: 1 mg/kg, Quecksilber: 1 mg/kg Farbstoff)
C. I. 77510	Berliner Blau	blauer Farbstoff	künstlicher Stoff, spezielle gesetzliche Reinheitsanforderungen
C. I. 77713	Magnesiumcarbonat	weißer Farbstoff	künstlicher Stoff ·
C. I. 77742	Manganammoniumdiphosphat	violetter Farbstoff, Pudergrundlage, physikalischer Lichtschutz	künstlicher Stoff
C. I. 77745	Manganphosphat	roter Farbstoff	künstlicher Stoff
C. I. 77820	Silber (E 124 bei Lebensmitteln)	weißer Farbstoff	natürlicher, mineralischer Stoff, spezielle gesetzliche Reinheitsanforderungen

Name auf der Verpackung	deutsche Bezeichnung	Einsatzzweck	Beurteilung
C.I. 77891	Titandioxid, Gemische mit Glimmer	weißer Farbstoff, physikalischer Lichtschutz	künstlicher Stoff, umweltbelastende Herstellung, spezielle gesetzliche Reinheitsanforderungen, denn gesundheitsschädliche Verunreinigungen können vorkommen
C.I. 77947	Zinkoxid	weißer Farbstoff	künstlicher Stoff
Cinoxate	4-Methoxyzimt-säure-2-ethoxy-ethylester	Lichtschutzfilter	künstlicher Stoff, zulässige Höchstkonzentration 10 %, vereinzelt allergieauslösend, vorläufig zugelassen bis 31. 3. 92, da gesundheitliche Sicherheitsprüfungen nicht abgeschlossen
Citric Acid	Zitronensäure	Hilfsstoff zum Einstellen des Säuregrades	künstlicher Stoff, auch natürlich vorkommend, z. B. im Zitronensaft
Citronenöl		Duftöl für Parfums und Badezusätze	etherisches Öl aus Zitronenschalen, sehr licht- und luftempfindlich
Clover Extract	Weißklee-Extrat	adstringierende, abschwellende Wirkung	natürlicher, pflanzlicher Stoff
CMC			siehe Carboxymethylcellulose
Coal Tar Solution			siehe Steinkohleteerlösung
Cocamide DEA, MEA	Kokosfettsäure-diethanolamid, -monoethanol-amid	waschaktive Substanzen, Verdikkungsmittel	künstliche Stoffe, können freies DEA enthalten (Gefahr der Bildung krebserregender Nitrosamine)
Cocamidopro-pylaminoxid		waschaktive Substanz	künstlicher Stoff
Cocamidopro-pyl Betaine	Cocoamidopro-pyl Betain	waschaktive Substanz	künstlicher Stoff, verbessert die Hautverträglichkeit anderer waschaktiver Substanzen

Name auf der Verpackung	deutsche Bezeichnung	Einsatzzweck	Beurteilung
Cocamidopropyl Hydroxysultaine	Cocamidopropylhydroxysultain	waschaktive Substanz	künstlicher Stoff
Cocoamphocarboxyglycinate	Cocoamphocarboxyglycinat	waschaktive Substanz	künstliche Stoffe
Coceth-10, -20	Kokosfettalkoholpolyglykolether	Hilfsstoffe zur gleichmäßigen Verteilung einer Paste	künstlicher Stoff
Cocoa Butter	Kakaobutter	Konsistenzgeber	natürliches Fett, das bei der Kakaogewinnung anfällt
Cocohydrolysat Animal Protein	Kondensationsprodukt aus Kokosfettsäure und chemisch verändertem tierischem Protein	Hautpflegesubstanz	künstlicher Stoff
Coconut Acid	Kokosfettsäure	Fettkomponente	natürlicher Bestandteil des Kokosöls
Coconut Oil	Kokosöl	Ölkomponente	natürliches Öl aus Kokosnüssen
Cocotrimonium Collagen Hydrolysate	Lexein QX 3000	Hautpflegesubstanz	künstlicher Stoff, vereinzelt schwach hautreizend
Collagen	Kollagen	Antifaltenwirkstoff	natürlicher Stoff aus Schlachtabfällen (Knorpel, Sehnen, Häute), kann nicht in die Haut eindringen, keine Antifaltenwirkung, lediglich stundenweise geringe Hautglättung durch Wasseranlagerung
Colloidal Sulfur			siehe Sulfur
Coltsfoot extract	Huflattichextrakt	entzündungshemmend, adstringierend und	natürlicher Stoff, insbesondere zur Behandlung unreiner Haut und schup-

Name auf der Verpackung	deutsche Bezeichnung	Einsatzzweck	Beurteilung
		leicht antiseptisch	pigem Haar, vereinzelt allergieauslösend
Comperlan KD			siehe Cocamide DEA
Coneflower Extract	Echinacea-Auszug	wundheilend, entzündungshemmend	alkoholischer oder wäßriger Auszug aus Sonnenhutwurzeln oder -kraut (Echinacea)
Cornflower Extract	Kornblumenextrakt	kräftigende Hautpflegesubstanz	alkoholischer oder wäßriger Auszug aus Kornblumenblüten
Copper Powder			siehe C. I. 77400
Corn Germ Oil	Maiskeimöl	Ölkomponente	natürliches Öl aus dem Keimling des Maiskorns
Corn Starch	Maisstärke	Pudergrundlage, Bindemittel	natürlicher Bestandteil der Maiskörner
C-9-11-Pareth-8	ein ethoxylierter Fettalkohol	Emulgator	künstlicher Stoff
Cremophor EL		Emulgator, Lösungsvermittler	chemisch verändertes Rizinusöl
Croquat L		waschaktive Substanz	künstlicher Stoff, gute Haut- und Schleimhautverträglichkeit
Crotein ASC	Handelsname für ein Eiweiß-Derivat	zur Herstellung von Haarpflegemitteln	künstlicher Stoff, gute Haut- und Augenschleimhautverträglichkeit
Cucumber extract	Gurkenextrakt	hautreinigende Wirkung	natürlicher Stoff
Cyclomethicone	Silikonöl	Feuchthaltemittel, Emulgator, Trägerstoff für dekorative Kosmetik	künstlicher Stoff, gut hautverträglich
Cypressenöl			siehe Zypressenöl

Name auf der Verpackung	deutsche Bezeichnung	Einsatzzweck	Beurteilung
DEA-Cetylphosphate	Diethanolamin-cetylphosphat	Fettkomponente	künstlicher Stoff, kann freies DEA enthalten (Gefahr der Bildung krebserregender Nitrosamine)
Deckweiß			siehe C. I. 77891
Decyl Oleate	Decyloleat	Fettkomponente	künstlicher Stoff
Defoamer			englische Bezeichnung für Schaumverhütungsmittel, ungenaue Kennzeichnung, da Angaben über konkreten Stoff fehlen
Dehydazol			siehe Carboxymethylcellulose
Dehydracetic Acid (Sodium Dehydroacetate)	Dehydracetsäure und ihre Salze (z. B. Natriumdehydroacetat)	Konservierungsmittel (in Sprays verboten)	künstlicher Stoff, zulässige Höchstkonzentration 0,6 %, vereinzelt allergieauslösend, im Tierversuch in höheren Konzentrationen haut- und schleimhautreizend
Dehymuls		Emulgator	künstlicher Stoff, gut hautverträglich
Deionized Water			siehe Purified Water
Desamido animal collagen	chemisch verändertes Kollagen	Hautpflegesubstanz	siehe auch Collagen
Dexpanthenol			siehe Panthenol
Dextrin	Dextrine	Binde-, Verdickungsmittel	halbkünstliches Abbauprodukt der Stärke
DHA			siehe Dehydroacetic Acid
2,4-Diaminophenol	Diaminophenole	Haarfärbemittel (zur Färbung von	künstlicher Stoff, zulässige Höchstkonzentration

Name auf der Verpackung	deutsche Bezeichnung	Einsatzzweck	Beurteilung
		Wimpern und Augenbrauen verboten)	10 %, Warnhinweis vorgeschrieben: «Erzeugnis kann eine allergische Reaktion hervorrufen. Vorherige Allergieprobe ratsam. Enthält Diaminophenol», steht unter Krebsverdacht
Diazolidinyl Urea	N-(Hydroxymethyl)-N-(1,3-dihydroxymethyl-2,5-dioxo-4-imidazolidinyl)-N'-(hydroxymethyl)-Harnstoff	Konservierungsmittel	künstlicher Stoff, selten Allergien, zulässige Höchstkonzentration 0,5 %, vorläufig zugelassen bis 31.12.90, Verkauf der Produkte bis 31.12.1992
1,2-Dibrom-2,4 Dicyanobutan		Konservierungsmittel (für Sonnenschutzmittel verboten)	künstlicher Stoff, zulässige Höchstkonzentration 0,1 %
Dibrompropamidine, Diisothionate	1,3-Bis(4-amidino-2-bromphenoxy)n-propan (Dibrompropanidin), Di-isethionat	Konservierungsmittel	künstlicher Stoff, zulässige Höchstkonzentration 0,1 %, vereinzelt allergieauslösend
Dibutyl Adipate	Dibutyladipat	Fettkomponente	wird künstlich aus Traubenzucker herstellt, natürliches Vorkommen im Rübensaft
Dicalcium Phosphat, Dicalcium Phosphate Dihydrate	Dicalciumphosphat, Dicalciumphosphat (-dihydrat)	Putzkörper	künstlicher Stoff
Dichlorbenzyl Alcohol	Dichlorbenzylalkohol	Konservierungsmittel	künstlicher Stoff, zulässige Höchstkonzentration 0,15 %, selten Allergien
Dichlorophenum	Dichlorophen	Konservierungsmittel, Schweißhemmer	künstlicher Stoff, selten Allergien; zulässige Höchstkonzentration

Name auf der Verpackung	deutsche Bezeichnung	Einsatzzweck	Beurteilung
			0,5 %, Warnhinweis vorgeschrieben: «Enthält Dichlorophen», in Japan verboten, kann Spuren an krebserregenden Dioxinen und Furanen enthalten
Diethylene Glycol	Diethylenglycol	Lösungsmittel	gegen äußere Anwendung keine Bedenken, durch Panscherei mit österr. Wein ist Diethylenglykol 1985 in Verruf geraten
Diethyl Phthalate	Diethylphthalat	Denaturierungsmittel für Ethanol, Weichmacher	künstlicher Stoff
Dihydroxyace-tone	Dihydroxyace-ton (DHA)	Bräunungsstoff in Selbstbräunungsmitteln	künstlicher Stoff, bildet mit der Haut braune Verbindungen, bewirkt kaum Schutz vor UV-Licht, Wirkung nur für wenige Tage, trocknet die Haut aus
Diisopropyl Adipate	Diisopropyladipat	Lösungs- und Verdickungsmittel	künstlicher Stoff, gute Hautverträglichkeit
Diisopropyl Dimerate	Diisopropyldimerat	Weichmacher, Lösungsvermittler	künstlicher Stoff
Dimethicone			siehe Cyclomethicone
Dimethicone Copolyol	Dimethylsiloxanglykolcopolymere	Stabilisator	künstlicher Stoff
Dimethyl Ether	Dimethylether	Treibmittel	künstlicher Stoff
Dimethyl Oxazolidinic	4,4-Dimethyl-1,3-oxazolidin	Konservierungsmittel (nur für Produkte, die sofort ausgespült werden)	künstlicher Stoff, zulässige Höchstkonzentration 0,1 %, vorläufig zugelassen zur Verarbeitung bis 31.12.1991, Verkauf der Produkte bis 31.12.1993

Name auf der Verpackung	deutsche Bezeichnung	Einsatzzweck	Beurteilung
Dimethyl Phthalate	Dimethylphthylalat	Lösungsmittel, Insektenschutz, Weichmacher	künstlicher Stoff, ein dünner Film auf der Haut schützt ca. 6 Stunden vor Insektenstichen
Dinatriumedetat			siehe EDTA
Dioctylcyclohexane	Dioctylcyclohexan	Ölkomponente	künstlicher Stoff mit guter Haut- und Schleimhautverträglichkeit
Dioctyl Sodium Sulfosuccinate	Dioctylnatriumsulfosuccinat	waschaktive Substanz für Zahnpasten, Antischuppenshampoos	künstlicher Stoff, vereinzelt allergieauslösend
Dioctyl Succinate	Dioctylsuccinat	Ölkomponente	künstlicher Stoff
Dipalmitoyl Ascorbic Acid	Vitamin C-Verbindung	Antioxidans	künstlicher Stoff, hautverträglich
Dipropylene Glycol	Dipropylenglykol	zur Herstellung von Riechstoff-Kompositionen	künstlicher Stoff, verursacht im Tierversuch geringe Reizung der Augenschleimhäute
Disodium EDTA			siehe EDTA
Disodium-lauramido-MEA-sulfosuccinate	Dinatriumlauramido-MEA-sulfosuccinat	waschaktive Substanz	künstlicher Stoff
Disodium Laureth Sulfosuccinate		waschaktive Substanz	künstlicher Stoff
Disodium Lauryl Sulfosuccinate	Dinatriumlaurylsulfosuccinat	waschaktive Substanz	künstlicher Stoff
Disodium Phosphate	Dinatriumphosphat	Hilfsstoff zum Einstellen des Säuregrades	künstlicher Stoff
Disodium Pyrophosphate	Dinatriumpyrophosphat	Wirkstoff zur Hemmung der Zahnsteinneubildung	künstlicher Stoff

Name auf der Verpackung	deutsche Bezeichnung	Einsatzzweck	Beurteilung
Disodium Silicofluoride	Natrium-Silico-fluorid	Antikarieswirk-stoff	künstlicher Stoff, zulässige Höchstkonzentration 0,15 %, Warnhinweis vor-geschrieben: «Enthält Na-trium-Silicofluorid», Wir-kung beim Zähneputzen umstritten, da Anwen-dung zu kurz
Disodium Undecy-lenamido MEA-Sulfosuccinate		waschaktive Sub-stanz	künstlicher Stoff
Distearyldimo-nium Chloride	Distearyldim-ethylammo-niumchlorid	waschaktive Sub-stanz	künstlicher Stoff
Distelöl			siehe Safflower Oil
2,2'-Dithiopyri-din-1-oxid		Konservierungs-mittel (nur für Haarbehand-lungsmittel, die ausgespült wer-den)	künstlicher Stoff, zulässige Höchstkonzentration 1 %, Verarbeitung bis 31. 12. 1991, Verkauf der Produkte bis 31. 12. 1993
DMDM Hydantoin	1,3-Bis-(hydro-xymethyl)-5,5-dimethyl-2,4-Imidazolidindion	Konservierungs-mittel	künstlicher Stoff, zulässige Höchstkonzentration 0,6 %, selten Allergien
Dodecatrienol	Farnesol	Deowirkstoff	Bestandteil verschiedener etherischer Öle, z. B. Ro-sen-, Orangenblütenöl
Dodoxynol	Alkylphenole, ethoxyliert	Emulgator	giftiger, künstlicher Stoff, wirkt narkotisierend auf Haut und Nerven, vermin-dert natürliche Schmerzre-aktionen (z. B. bei Seifen-schaum in den Augen), stark umweltbelastend
D-Panthenol			siehe Panthenol
Dragocid	Mischung aus verschiedenen Konservierungs-	Konservierungs-mittel	künstlicher Stoff, siehe auch bei den einzelnen Stoffen

Name auf der Verpackung	deutsche Bezeichnung	Einsatzzweck	Beurteilung
	mitteln (z. B. Parabene, Dehydracetsäure, Sorbinsäure)		
Dye			englische Bezeichnung für Farbstoff
Echinacea-Auszug			siehe Coneflower Extract
Edeltannenöl			siehe Fichtennadelöl
EDTA (Disodium EDTA)	Ethylendiamintetraessigsäure und ihre Salze (z. B. Dinatriumedetat)	Stabilisator, Komplexbildner	künstliche Stoffe, können Allergien verursachen
Efeuextrakt			siehe Ivy Extract
EHDP			siehe Etidronic Acid
Eibischextrakt		reizlindernd	alkoholischer, wäßriger Auszug aus Eibischwurzeln
Eichenmoosöl		Duftstoff, wirkt antiseptisch, adstringierend	etherisches Öl aus Flechten, die auf Eichen wachsen
Eichenrindenextrakt		bei chronischen Hautschäden (z. B. Ekzemen, Hämorrhoiden)	empfehlenswerter, natürlicher Stoff
Eisenkrautöl, -extrakt (auch als Verveineöl im Handel)		entzündungshemmender Wirkstoff	etherisches Öl bzw. alkoholischer Auszug aus den Früchten von Eisenkrautgewächsen

Name auf der Verpackung	deutsche Bezeichnung	Einsatzzweck	Beurteilung
Elastin		Antifaltenwirk-stoff	natürlicher Stoff aus Schlachtabfällen, z. B. Sehnen, kann nicht in die Haut eindringen, keine Antifaltenwirkung, lediglich stundenweise Hautglättung durch Wasseranlagerung
Emulgan ALC		Emulgator	künstlicher Stoff, wird chemisch konserviert angeboten
Enzianwurzelauszug		Flüssigkeitskomponente	natürlicher Stoff, keine hautpflegenden Wirkungen bekannt
Erdnußöl			siehe Peanut Oil
Essigether			siehe Ethylether
Estragonöl		Duftstoff	natürlicher Stoff
Ethanedioic Acid	Oxalsäure	Bleichmittel (nur für Haarbehandlungsmittel zugelassen)	künstlicher Stoff, zulässige Höchstkonzentration 5 %, im Tierversuch in höheren Konzentrationen haut- und schleimhautreizend, natürliches Vorkommen z. B. im Rhabarber
Ethanolamine	Gruppenbezeichnung für Mono-, Di- und Triethanolamine	waschaktive Substanzen, Emulgatoren	künstliche Stoffe, Monoethanolamin ist stark haut- und augenschleimhautschädigend, Diethanolamin ist am stärksten augenschleimhautreizend; es kann krebserregende Nitrosamine bilden
Ethersulfate			Bezeichnung für verschiedene waschaktive Substanzen, ungenaue Kennzeichnung (siehe auch Sodium Lauryl Ether Sulfate)

Name auf der Verpackung	deutsche Bezeichnung	Einsatzzweck	Beurteilung
Ethoxydiglycol	Diethylenglykol-monoethylether	Lösungsmittel	künstlicher Stoff, im Tierversuch haut- und schleimhautreizend, verursacht Mißbildungen
ethoxyliertes Lanolin		Emulgator	chemisch verändertes Wollwachs
ethoxyliertes Rizinusöl		Emulgator	chemisch verändertes Rizinusöl
Ethyl Acetate	Ethylacetat	Lösungsmittel für Nagellacke und -entferner	künstlicher Stoff
Ethyl Alcohol	Ethylalkohol, Ethanol	Lösungs-, Konservierungsmittel, erfrischender Wirkstoff	wird durch Vergärung von Zuckerarten meistens aus Kartoffeln mit Hefe oder künstlich hergestellt, bei häufiger Anwendung Schleimhautreizung und Hautaustrocknung möglich
Ethylenglykolether		Lösungsmittel	künstlicher Stoff
Ethylenglykolmonophenylether		Lösungsmittel, Austauschstoff für Glycerin	künstlicher Stoff, vereinzelt allergieauslösend
Ethylessigether		Lösungsmittel	künstlicher Stoff
2-Ethylhexyl-2-Ethylhexanate		Ölkomponente	künstlicher Stoff
Ethylhexyl Palmitate	Ethylpalmitat	Fettkomponente	künstlicher Stoff
Ethyl Linoleate	Ethyllinoleat	Fettkomponente	künstlicher Stoff
Ethyl Linolenate	Ethyllinolenat	Fettkomponente	künstlicher Stoff
Ethylparaben			siehe Parabene
Ethylquecksilber(II)-thiosalicylsäure		Konservierungsmittel (nur für Schminke und Abschminkmittel für die Augen)	künstlicher Stoff, zulässige Höchstkonzentration 0,007 %!, Warnhinweis vorgeschrieben: «Enthält Ethylquecksilberthiosalicylat»

Name auf der Verpackung	deutsche Bezeichnung	Einsatzzweck	Beurteilung
Etidronic Acid	Etidronsäure	Stabilisator für Haarpflegemittel und Seifen, zur Behinderung von Zahnsteinbildung	künstlicher Stoff, zulässige Höchstkonzentration in Mundpflegemitteln 1 %, Haarpflegemitteln 1,5 %, Seifen 0,2 %
Eucalyptusöl		keimtötender Wirkstoff, insbesondere für Mundpflegemittel	etherisches Öl aus den Blättern der Eukalyptusbäume
Eucerin		Fettkomponente	Gemisch aus Wollwachs (5 %) und Paraffinöl, gute Hautverträglichkeit, siehe Paraffinöl
Eucerit	gereinigte Wollwachsalkohole	Fettkomponente	siehe auch Wool Wax Alcohols
Euphrasia			siehe Augentrostauszug
Evening Primrose Oil			siehe Nachtkerzenöl
Extracts of bovine Skin and Serum	Eiweißfraktion	Hautpflegesubstanz	natürlicher Stoff aus Schlachtabfällen (Rinderhaut und -blut)
Euxyl K 100			siehe Methylchloroisothiazolinone
Euxyl K 104		Konservierungsmittel	Verdünnung aus 1 Teil Euxyl K 400 und 10 Teilen Wasser
Euxyl K 400		Konservierungsmittel	Gemisch aus 1,2-Dibrom-2,4-dicyanobutan und 2-Phenoxyethanol (siehe dort)
Exotic Plants Extract			ungenaue Kennzeichnung, da es sich um eine Gruppenbezeichnung für verschiedene Auszüge exotischer Pflanzen handelt

Name auf der Verpackung	deutsche Bezeichnung	Einsatzzweck	Beurteilung
Farnesol			siehe Dodecatrienol
FD & C-Color Additives			englische Bezeichnung für Farb-Hilfsstoffe, ungenaue Kennzeichnung
FD & C Blue 1			siehe C. I. 42090
FD & C Red 4			siehe C. I. 14700
FD & C Yellow 5			siehe C. I. 19140
FD & C Yellow 6			siehe C. I. 15985
Fennel Extract Oil	Fenchelextrakt, -öl	leicht antiseptisch	alkoholischer, wäßriger Extrakt aus Fenchelfrüchten
Fenocombin			siehe Parabene
Ferric Ferrocyamide			siehe C. I. 77510
Festiger HF 37, HF 64	Luviskol VA 37, VA 64	Haarfestiger	Kunstoffverbindungen, gute Hautverträglichkeit
Festigerquat 550	Luviquat FC 550	Haarfestiger	Kunststoffverbindung, gute Hautverträglichkeit
Fettalkohol		Ölkomponente, Konsistenzgeber	meistens künstliche Herstellung, natürliches Vorkommen in pflanzlichen Fetten und Talgen, gute Hautverträglichkeit
Fettalkoholpolyglykolethersulfate			ungenaue Kennzeichnung, siehe auch Ethersulfate
Fettsäureamidoalkylbetain			siehe Betaine
Fettsäure und Fettsäureester		Konsistenzgeber, Emulgatoren	organische Säuren natürlichen oder künstlichen Ursprungs

Name auf der Verpackung	deutsche Bezeichnung	Einsatzzweck	Beurteilung
Fibrostimulin K		Antifaltenwirk- stoff	wird aus Kälberblut ge- wonnen, kann nicht in die Haut eindringen, keine Antifaltenwirkung, ledig- lich stundenweise Haut- glättung durch Wasseran- lagerung, wird mit Parabe- nen konserviert angeboten
Fichtennadelöl		zur Parfümie- rung, entkramp- fend, durchblu- tungsfördernd, beruhigend	häufig irreführende Kenn- zeichnung, da Sammelbe- griff für etherische Öle aus Nadeln, Zweigen und Tannenzapfen von unter- schiedlichen Nadelgehöl- zen
Flavour	Aroma	Aromastoff	ungenaue Kennzeichnung, da Oberbegriff für unzäh- lige Aromastoffe
Flechtenextrakt			siehe Bartflechtenextrakt
Fluidlecithin BE		Emulgator zur Herstellung von Badeölen oder kaltgerührten Körperemulsio- nen	durch Enzyme verändertes flüssiges Sojalecithin wird der Fettphase zugegeben
Fluidlecithin CM		Emulgator für Cremes, Lo- tionen	Mischung aus 1 Teil Roh- lecithin und 1 Teil Sojaöl, wird der Fettphase zugege- ben
Folic Acid	Folsäure	Hautpflegesub- stanz	gehört zur Gruppe der B- Vitamine, Zufuhr über die Haut nicht sinnvoll, bei Mangel Bedarf über ge- zielte Ernährung decken, z. B. Vollkornprodukte und grüne Gemüse
Formaldehyde	Formaldehyd	Konservierungs- mittel (in Sprays verboten)	künstlicher Stoff, zulässige Höchstkonzentration 0,2 %, für Mundpflege-

Name auf der Verpackung	deutsche Bezeichnung	Einsatzzweck	Beurteilung
			mittel 0,1 %, für Nagelhärter 5 %, Warnhinweis ab 0,05 % vorgeschrieben: «Enthält Formaldehyd», krebsverdächtig, im Tierversuch haut- und schleimhautreizend, beschleunigt die Hautalterung
Fragrance	Parfum	Duftstoff	Oberbegriff für Parfums, dahinter verbergen sich unzählige chemische Substanzen und Verbindungen, sehr häufig allergieauslösende Stoffe, z. B. Perubalsam
Fructose	Fruchtzucker	Süßungsmittel	natürliches Vorkommen in süßen Früchten, Honig
Gallsäureethylester		Antioxidans	künstlicher Stoff
Gamma-Orizanol		Hautpflegesubstanz mit leichter UV-Licht abschirmender Wirkung	natürlicher Bestandteil des Reisöles
Gänseblümchenauszug		Wundheilung	alkoholischer bzw. wäßriger Auszug aus Gänseblümchen-Blüten (Bellis perennis)
Gänsefingerkraut			siehe Silverweed Extract
Gelbildner PN 73		Verdickungsmittel, Gelbildner	künstlicher Stoff, gute Hautverträglichkeit

Name auf der Verpackung	deutsche Bezeichnung	Einsatzzweck	Beurteilung
Gelee Royal			siehe Royal Jelly
Genamin KDM		waschaktive Substanz, Stabilisator	künstlicher Stoff, gute Hautverträglichkeit
Geranium Oil	Geraniumöl	Duftstoff	pflanzliches etherisches Öl, kann Allergien auslösen
Germall			siehe Imidazolinyl Urea
Gewürznelken-extrakt			siehe Nelkenblütenöl
Ginseng Extract		beruhigend	natürlicher Stoff
Glucose	Traubenzucker	Süßungsmittel	natürliches Vorkommen in allen süßen Früchten, Honig
Glucose Glutamate	Gluocoseglutamatsäuren	Feuchthaltemittel	chemische Verbindung aus Eiweißbausteinen und Traubenzucker
Glutathion		Hautpflegesubstanz	natürliches Vorkommen in der Leber und den Muskeln, auch künstliche Herstellung
Glycerin	Glyzerin	Feuchthaltemittel	alkoholische Komponente von Fetten und Ölen, künstliche Herstellung aus Propylen, bildet klebrigen Film auf der Haut, entzieht der Haut Wasser, trocknet sie dadurch aus, kann in höheren Konzentrationen (ab 30 %) Hautreizungen verursachen, nicht für die Säuglingshautpflege verwenden
Glycerinfettsäureester		Emulgatoren	Oberbegriff für verschiedene Emulgatoren aus Fettsäuren, natürlichen oder künstlichen Ursprungs

Name auf der Verpackung	deutsche Bezeichnung	Einsatzzweck	Beurteilung
Glycerol			siehe Glycerin
Glycerol-Oleate	Glyceryloleat	Emulgator	künstlicher Stoff
Glyceryl Cocoate	Glycerylcocoat	Emulgator	künstlicher Stoff
Glyceryl Hydroxystearate	Glycerinhydroxystearat	Stabilisator	künstlicher Stoff
Glyceryl Isostearate	Glycerinisostearat	Emulgator	künstlicher Stoff
Glyceryl Lanolate	Glycerinmonolanolat	Emulgator, Fettkomponente	künstlicher Stoff
Glyceryl Laurate	Glycerinmonolaurat	Emulgator, Verdickungsmittel	künstlicher Stoff
Glyceryl Linoleate	Glycerinmonolinoleat	Emulgator	künstlicher Stoff
Glyceryl Linolenate	Glycerinmonolinolenat	Emulgator	künstlicher Stoff
Glyceryl Myristate	Glycerinmonomyristat	Emulgator, Konsistenzgeber	künstlicher Stoff
Glyceryl Oleate	Glycerinmonooleat	Emulgator, Verdickungsmittel, Antioxidans	künstlicher Stoff
Glyceryl PABA	4-Aminobenzoesäure-1-glycerylester	UVB-Lichtschutzfilter	künstlicher Stoff, zulässige Höchstkonzentration 5 %, selten Allergien, vorläufig zugelassen bis 31.3.1992, da gesundheitliche Sicherheitsprüfungen nicht abgeschlossen
Glyceryl Sesquiisostearate	Glycerinsesquiisostearat	Emulgator	künstlicher Stoff
Glyceryl Sorbitanoleostearate	Glycerinsorbitanoleostearat	Emulgator	künstlicher Stoff
Glyceryl Sorbitan Stearate	Glycerinsorbitanmonostearat	Emulgator	künstlicher Stoff

Name auf der Verpackung	deutsche Bezeichnung	Einsatzzweck	Beurteilung
Glyceryl Stearate (SE)	Glycerin-monostearat	Emulgator	künstlicher Stoff
Glyceryl Stearate (and) Ceteareth-20		Emulgator	industriell vorgefertigtes Emulgatorgemisch
Glyceryl Stearate (and) PEG-100 Stearate		Emulgator	industriell vorgefertigtes Emulgatorgemisch
Glyceryl Tricocoate	Glyceryltricocoat	Konsistenzgeber, Fettkomponente	künstlicher Stoff, gute Haut- und Schleimhaut-verträglichkeit
Glycine	Glycin	Geschmacksstoff	Eiweißbaustein, natürliches Vorkommen z. B. in Gelatine, im Tierversuch in größeren Mengen Wachstumsstörungen und erhöhte Sterblichkeit, deshalb hat das amerikanische Gesundheitsministerium empfohlen, Glycin nicht mehr für Lebensmittel zu verwenden
Glycintensid		waschaktive Substanz	künstlicher Stoff
Glycogen	Zuckerverbindung	zur Verbesserung des Zellstoffwechsels	natürliches Vorkommen in Leber und Muskulatur als Kohlenhydratspeicher
Glycol Distearate	Glykoldistearat 90	Emulgator, macht Shampoos mit Perlmuttglanz undurchsichtig (Trübungsmittel)	künstlicher Stoff, kann die Hautpflegeeigenschaften von Kosmetika verbessern
Glycol Stearate	Glykolstearat	Emulgator	künstlicher Stoff
Glycol Stearate (and) Sodium Laureth Sulfate (and) Laureth-10 (and) Cocamide MEA		waschaktive Substanz	industriell vorgefertigtes Gemisch

Name auf der Verpackung	deutsche Bezeichnung	Einsatzzweck	Beurteilung
Glycosaminoglycans	Glycosaminoglycan-Polymere	Feuchthaltemittel für die Haut	künstlicher Stoff
Glycyrrhetinic Acid	Glycerrhetinsäure	entzündungshemmender Wirkstoff, behindert die Vermehrung von Bakterien	natürlicher Stoff aus Süßholzwurzeln
Goldorange			siehe C.I. 15985
Goldrute		schlecht heilende Wunden, Geschwüre	wäßriger Auszug aus Goldrutenkraut
Grape Seed Oil	Traubenkernöl	Ölkomponente	empfehlenswertes, sehr gut hautverträgliches Öl aus Weintraubenkernen
Guajakholzöl		Antioxidans, Hautpflegesubstanz	etherisches Öl aus dem in Südamerika beheimateten Guajakbaum
Guanine			siehe C.I. 75170
Guar Hydroxypropyltrimonium Chloride	Guar-hydroxypropyltrimethylammoniumchlorid	Haarkonditionierungsmittel	chemisch verändertes Guarmehl
Guar Gum	Guarmehl	Stabilisator, Gelbildner	natürlicher Stoff aus Samen der indischen Guarbohne
Gummi arabicum			siehe Acacia
Gurkenextrakt			siehe Cucumber extract

Name auf der Verpackung	deutsche Bezeichnung	Einsatzzweck	Beurteilung

Name auf der Verpackung	deutsche Bezeichnung	Einsatzzweck	Beurteilung
Haemo Derivatives	Organextrakt	Hautpflegesubstanz	natürlicher Stoff aus Schlachtabfällen
Haferöl			siehe Oat Oil
Hamameliswasser, -tinktur			siehe Wheat-Hazel Extract
Harnstoff			siehe Urea
Harzextrakt			Oberbegriff für verschiedene Pflanzenharze wie Perubalsam, Benzoeharz, Kolophonium, keine genaue Kennzeichnung
Haselnußöl		Ölkomponente	natürliches Öl aus Haselnußkernen
Hawflower Extract	Hagebuttenextrakt	adstringierender Wirkstoff	alkoholisch, wäßriger Auszug aus Hagebuttenkernen
Hectorite	Hectorit	Stabilisator, Verdickungsmittel	natürlicher, mineralischer Stoff
Hefeextrakt		Gesichtsmasken, Lotionen, insbesondere bei fettiger Haut	natürlicher Stoff
Heilerde		Packungen bei Entzündungen	natürlicher, mineralischer Stoff
Heliozimt K		Konservierungsmittel	wird künstlich hergestellt, aus 10–15 % Heliotropin und 3-Phenylpropanol, beide Stoffe sind bereits in sehr kleinen Mengen hautreizend, natürliches Vorkommen von Heliotropin

Name auf der Verpackung	deutsche Bezeichnung	Einsatzzweck	Beurteilung
			im Pfeffer, 3-Phenylpropanol im Harz der Styrax-Bäume
Henna Extract	Henna-Extrakt	Haarfärbemittel für rötliche Nuancen	natürlicher Stoff aus den Blättern des Cyperstrauches
Herbal Extracts			Oberbegriff für verschiedene Kräuterextrakte, ungenaue Kennzeichnung
Hetaflur			siehe Cetylamin-hydrofluorid
Hexamethyldisiloxane	Hexamethyldisiloxan	Fettkomponente	künstlicher Stoff auf Silikonölbasis
Hexamidine Diisethionate (Hexamidine Isethionate)	1,6-Bis(4-amidino-phenoxy)-n-hexan (Hexamidineisethionat)	Konservierungsmittel	künstlicher Stoff, zulässige Höchstmenge 0,1 %, vereinzelt allergieauslösend, vorläufig zugelassen zur Verarbeitung bis 31.12.1991, Verkauf der Produkte bis 31.12.1993
Hexylene Glycol	Hexylenglykol	Lösungsvermittler	künstlicher Stoff, im Tierversuch schwach haut- und schleimhautreizend
Hexyl Laurate	Hexyllaurat	Emulgator	künstlicher Stoff
Hexylsalicylat			siehe Salicylic Acid
Hibiscusextrakt		Aromastoff	alkoholischer bzw. wäßriger Auszug aus den Blütenkelchen der Hibiskusblüten
HOE S 3495			siehe PEG-10 Polyglycol-2 Laurate
Holundertinktur		Reinigung, insbesondere von unreiner Haut	alkoholischer Auszug aus Holunderblüten
Holzteer		Behandlung von Ekzemen, juckreizstillend, ent-	schwarzbraune, dickflüssige Masse aus Zweigen, Stämmen und Wurzeln

Name auf der Verpackung	deutsche Bezeichnung	Einsatzzweck	Beurteilung
		zündungshemmend	von Nadelgehölzen, enthält krebserregende Verunreinigungen wie Benzol, sollte nur nach Anweisung eines Hautarztes benutzt werden
Homosalate	3,3,5-Trimethyl-cyclohexyl-salicylat	UVB-Lichtschutzfilter	künstlicher Stoff, zulässige Höchstkonzentration 10 %
Honey	Honig	Wundheilung, Feuchthaltemittel für Cremes, Gelees	natürlicher Stoff, aufgrund des Pollengehaltes sind allergische Reaktionen möglich
Hops Extract	Hopfenextrakt	entspannend, entzündungshemmend	natürlicher Stoff aus Hopfenzapfen
Horse Chestnut Extract	Kastanienextrakt	durchblutungsfördernd, günstig bei Krampfadern	natürlicher Stoff aus Roßkastanien
Horsetail Extract	Schachtelhalmextrakt	leicht entzündungshemmend, durchblutungsfördernd	alkoholischer, wäßriger Auszug aus Ackerschachtelhalmkraut, gut bei unreiner Haut
Hostacerin PN 73		Verdickungsmittel, Gelbildner, z. B. für Haargele	künstlicher Stoff, nicht hautreizend
Huflattichtinktur			siehe Coltsfoot Extract
Hyalumuco-Lösung		Verbesserung des Wasseraufnahmevermögens der Hornhaut	Ausgangsstoff zur Herstellung sind Schlachttierabfälle, wie Dünndärme und Knorpel, außerdem Hyaluronsäure
Hyaluronic Acid	Hyaluronsäure	Verbesserung des Wasserhaltevemögens der Hornhaut	natürlicher Stoff aus Hahnenkämmen
Hydrated Silica	Kieselsäure, Siliciumdioxid	Putzkörper, Stabilisator für	künstlicher Stoff, relativ milder Putzkörper, stark

Name auf der Verpackung	deutsche Bezeichnung	Einsatzzweck	Beurteilung
		Emulsionen, Erhöhung der Streu- und Saugfähigkeit von Pudern	wasseranziehend, deshalb in gut verschließbaren Gefäßen lagern
Hydrocotyl Extract	Auszug aus Asiatischem Wassernabel	antimikrobiell, wundheilend, entzündungshemmend	natürlicher, pflanzlicher Stoff
Hydrogenated Castor Oil	Rizinusöl, hydriert	Fettkomponente	chemisch verändertes Rizinusöl
Hydrogenated Coconut Oil	Kokosnußöl, hydriert	Fettkomponente	chemisch verändertes Kokosnußöl
Hydrogenated Jojoba Oil	Jojobawachs, hydriert	Fettkomponente	chemisch verändertes Jojobaöl
Hydrogenated Lanolin	Wollwachs, hydriert	Fettkomponente	chemisch verändertes Lanolin
Hydrogenated Lecithin	Lecithin, hydriert	Emulgator	chemisch verändertes Lecithin
Hydrogenated Palm Oil Glycerides	Palmölglycerid, hydriert	Fettkomponente	chemisch verändertes Palmölglycerid
Hydrogenated Polyisobutene	Luvitol HP	Emulgator	künstlicher Stoff
Hydrogenated Soybean Oil	Sojaöl, hydriert	Ölkomponente	chemisch verändertes Sojaöl
Hydrogenated Tallow Glyceride	Talgglyceride, hydriert	Fettkomponente	chemisch veränderte Talgglyceride
Hydrogenated Vegetable Oil	Pflanzenöl, hydriert	Ölkomponente	Sammelbegriff für verschiedene chemisch veränderte Pflanzenöle
Hydrogen Peroxide	Wasserstoffperoxid	Bleichmittel zur Desinfektion, Hilfsmittel zur Verformung der Haare	anorganischer chemischer Stoff, Warnhinweis vorgeschrieben: «Kontakt mit den Augen vermeiden. Sofort Augen spülen, falls

Name auf der Verpackung	deutsche Bezeichnung	Einsatzzweck	Beurteilung
			das Erzeugnis mit den Augen in Berührung gekommen ist», zulässige Höchstkonzentration in Haarbehandlungsmitteln 12 %, in Hautpflegemitteln 4 %, zur Nagelhärtung 2 %
Hydrolyzed Animal Elastin	Elastinhydrolysat	zur Verbesserung des Feuchtigkeitsrückhaltevermögens der Haut	siehe Elastin
Hydrolyzed Animal Protein	Proteinhydrolysat	Pflegesubstanz für Haar und Kopfhaut	tierischer Eiweißstoff aus Haaren, Wolle, Placentagewebe
Hydrolyzed Keratin	Keratinhydrolysat	Haarpflegesubstanz	aus Haaren gewonnene Eiweißkörper, die durch Enzyme verändert wurden, gut hautverträglich
Hydrolyzed Milk Protein	Kaseinhydrolysat	Erhöhung der Hautverträglichkeit von Kosmetikrohstoffen	durch Enzyme verändertes Milcheiweiß
Hydrolyzed Mucopolysaccharides	Mucopolysaccharid-Hydrolysat	Hautpflegesubstanz, Feuchthaltemittel	chemisch veränderte Mucopolysaccharide (siehe auch dort)
Hydrolyzed Mucopolysaccharides (and) Hyalomucopolysaccharides		Hautpflegesubstanz	industriell vorgefertigtes Gemisch (siehe auch Einzelsubstanzen)
Hydrolyzed Silk Protein	Seidenprotein-Hydrolysat	Feuchthaltemittel	Eiweißstoff aus Rohseide
Hydrolyzed Vegetable Proteinlysat	Pflanzenprotein-hydrosubstanz	Haut- und Haarpflegesubstanz	chemisch verändertes pflanzliches Eiweiß aus Sojabohnen
Hydroquinone	Hydrochinon	Haarfärbe-, Hautbleichmittel	aggressiver krebsverdächtiger, künstlicher Stoff, zu-

Name auf der Verpackung	deutsche Bezeichnung	Einsatzzweck	Beurteilung
			lässige Höchstkonzentration 2 %, Warnhinweis vorgeschrieben: «Nicht zur Färbung von Wimpern und Augenbrauen. Sofort Augen spülen, falls das Produkt damit in Berührung gekommen ist, als Hautbleichmittel nur auf kleinen Flächen auftragen, nicht für Kinder unter 12 Jahren verwenden»
4-Hydroxybuttersäure und ihre Ammoniumsalze		nur für Dauerwellmittel	künstlicher Stoff, zulässige Höchstkonzentration 6 %
Hydroxyethylcellulose		Verdickungs-, Bindemittel, Stabilisator	künstlicher Stoff
Hydroxyethylmethylcellulose	Methylhydroxyethylcellulose	Verdickungsmittel, Stabilisator	künstlicher Stoff
Hydroxylated Lanolin	Wollwachs, hydroxyliert	Konsistenzgeber	chemisch verändertes Wollwachs
Hydroxypropylcellulose, Hydroxypropyl-Methylcellulose		Verdickungsmittel, Stabilisator	künstlicher Stoff
1-Hydroxypyridin-2-thion	Zinksalz	Antischuppenwirkstoff (für Mundpflegemittel verboten)	künstlicher Stoff, zulässige Höchstkonzentration 1 % (für Mittel, die wieder ausgespült werden), sonstige Produkte 0,2 %, vereinzelt allergieauslösend
Hydrozimtalkohol	3-Phenylpropanol	Parfumherstellung	künstlicher Stoff
Hypericum Extract, Hypericum Oil	Johanniskrautextrakt, -öl	adstringierend, wundheilend, beruhigend	alkoholischer, wäßriger bzw. öliger Auszug aus Johanniskraut, nicht für

Name auf der Verpackung	deutsche Bezeichnung	Einsatzzweck	Beurteilung
			Sonnenschutzmittel verwenden, ungeeignet für hellhäutige Menschen, da es unter Sonneneinfluß die Haut schädigen kann
Imidazolinyl Urea	Imidazolidinyl-harnstoff	Konservierungs-mittel	künstlicher Stoff, spaltet Formaldehyd ab, zulässige Höchstkonzentration 0,6 %, allergische Reaktionen möglich
Incroquat Behenyl TMC			siehe Trimethyl Behenyl Ammonium Chloride
Ingweröl		Geschmacksstoff	etherisches Öl aus Ingwerwurzeln, Verwendung auch zur Likörherstellung
Inositol	Inosit	zur Verbesserung des Feuchthalte-vermögens der Hornhaut	künstlicher Stoff
Insoluble Metaphosphate	unlösliches Natriummetaphosphat	Putzkörper	künstlicher, hautverträglicher Stoff
Iron Oxides			siehe C. I. 77015, C. I. 77489, 77491, 77492, 77499
Isoamyl Methoxycinnamate			siehe Octyl Methoxycinnamate
Isobutane	Isobutan	Treibmittel	künstlicher Stoff
Isobutylparaben			siehe Parabene
Isobutyl Stearate	Isobutylstearat	Weichmacher	künstlicher Stoff
Isodecyl Oleate	Isodecyloleat	Hautpflegesubstanz	künstlicher Stoff

Name auf der Verpackung	deutsche Bezeichnung	Einsatzzweck	Beurteilung
Isohexadecane	Hexadecylalkohol	Lösungsvermittler	künstlicher, hautverträglicher Stoff
Isooctadecyl Isononanoate	Isooctadecylisononanoat	Filmbildner	künstlicher Stoff
Isopropyl Alcohole	Isopropylalkohol (Isopropanol)	Lösungs-, Desinfektionsmittel	künstlicher Stoff, vereinzelt allergieauslösend, die entfettende und desinfizierende Wirkung ist stärker als vom Ethylalkohol
Isopropylbenzylsalicylate	4-Isopropylbenzylsalicylat	Lichtschutzfilter	künstlicher Stoff, zulässige Höchstkonzentration 4 %, vorläufig zugelassen bis 31. 3. 1992, da gesundheitliche Sicherheitsprüfungen nicht abgeschlossen
4-Isopropyl-Dibenzoylmethane	4-Isopropyldibenzolmethan-1-(4-Isopropylphenyl)-3-phenyl-1	Lichtschutzfilter	künstlicher Stoff, verursacht häufiger Allergien als andere UV-Filter
Isopropyl Isostearate	Isopropylisostearat	Fettkomponente	künstlicher, hautverträglicher Stoff
Isopropyl Lanolate	Isopropyllanolat	Fettkomponente, Hilfsemulgator	Herstellung aus Wollwachs-Fettsäuren
Isopropyl Myristate	Isopropylmyristat	Klebemittel, Lösungsvermittler, Erhöhung der Hautpflegeeigenschaften, rückfettende Substanz in Seifen und Shampoos	chemischer Abkömmling der Myristinsäure (natürliches Vorkommen in Kokosfett), hautverträglich
Isopropyl Palmitate	Isopropylpalmitat	Ölkomponente, rückfettende Substanz	chemischer Abkömmling der Palmitinsäure (natürliches Vorkommen in vielen Fetten)
Isopropyl Stearate	Isopropylstearat	Ölkomponente, rückfettende Substanz	chemischer Abkömmling der Stearinsäure

Name auf der Verpackung	deutsche Bezeichnung	Einsatzzweck	Beurteilung
Isostearic Acid	Isostearinsäure	Hautpflegesubstanz	künstlicher, gut hautverträglicher Stoff
Isostearyl Isostearate	Isostearylisosteart	Hautpflegesubstanz	künstlicher, gut hautverträglicher Stoff
Isostearyl Lactate	Isostearyllactat	Hautpflegesubstanz	künstlicher, gut hautverträglicher Stoff
Isothiazolone	Isothiazolon		siehe Methylchloroisothiazolinone
Ivy Extract	Efeuextrakt	krampflösend, adstringierend	wäßriger, alkoholischer Auszug aus Efeukraut und -blättern

Name auf der Verpackung	deutsche Bezeichnung	Einsatzzweck	Beurteilung
Jasminöl		Duftöl	etherisches Öl aus Jasminblüten
Jelly Royal			siehe Royal Jelly
Johanniskrautöl			siehe Hypericum Oil
Jojoba Butter	Jojobabutter	Fettkomponente	mit Bleicherde umgewandeltes Jojobaöl
Jojoba Oil	Jojobaöl	Ölkomponente	empfehlenswertes, sehr hautfreundliches Öl aus der Wüstenpflanze Jojoba
Juniper Extract	Wacholderextrakt	durchblutungsfördernd	wäßriger, alkoholischer Extrakt aus Wacholderbeeren

Name auf der Verpackung	deutsche Bezeichnung	Einsatzzweck	Beurteilung

Kakaobutter			siehe Cocoa Butter
Kaliumcarbonat			siehe Potassium Carbonate
Kaliumfluorid			siehe Potassium Fluoride
Kaliumhydroxid			siehe Potassium Hydroxide
Kaliummono-fluorphosphat, Kalium-Silicofluorid	Antikarieswirk-stoffe		künstliche Stoffe, zulässige Höchstkonzentration 0,15 %, Warnhinweis vorgeschrieben: «Enthält Kaliummonofluorphosphat», bzw. «Enthält Kalium-Silicofluorid», Wirkung beim Zähneputzen umstritten, da Anwendung zu kurz
Kaliumsorbat			siehe Potassium Sorbate
Kalmuswurzel-extrakt	durchblutungs-fördernder Wirkstoff für Zahn-, Mundpflege-mittel		etherisches Öl oder wäßriger, alkoholischer Auszug aus Kalmuswurzeln
Kamillenextrakt, -öl			siehe Chamomile extract, -oil
Kaolin			siehe C. I. 77004
Karité-Fett			siehe Shea Butter
Karottenöl			siehe Carotinöl
Kastanienrinden-auszug	leichter Lichtschutz		alkoholischer, wäßriger Auszug aus Roßkastanienrinde

Name auf der Verpackung	deutsche Bezeichnung	Einsatzzweck	Beurteilung
Kathon CG			siehe Methylchloroisothiazolinone
Kiefernnadelöl		durchblutungsfördernder Wirkstoff für Badepräparate	etherisches Öl aus Kieferntriebspitzen
Kieselsäure			siehe Hydrated Silica
Kieselgur		Pudergrundlage	natürlicher mineralischer Stoff, der durch Vermahlen der Schalen abgestorbener Kieselalgen gewonnen wird, natürliches Vorkommen z. B. in der Lüneburger Heide, nimmt nur geringe Mengen Feuchtigkeit oder Öl auf, Hautreizungen, wenn zu grob gemahlen
Kirschrot E 127			irreführende Kennzeichnung, siehe C. I. 45430
Klettenwurzelöl			siehe Burdock Root Oil
Kokosöl, -fett			siehe Coconut Oil
Kolophonium		Salben-, Pflasterherstellung	aus dem Rohbalsam von Koniferen gewonnenes Harzsäurengemisch, sehr häufig allergieauslösend
Kräuterextrakt			Oberbegriff für Kräuterzubereitungen, ungenaue Kennzeichnung
Krauseminzwasser, -öl		Duftstoff	bei der Herstellung des etherischen Öls aus den Blättern der Krauseminze wird das Krauseminzwasser frei
Kreide			siehe Calcium Carbonicum
Kurquat KDM			siehe Genamin KDM

Name auf der Verpackung	deutsche Bezeichnung	Einsatzzweck	Beurteilung
Labilin		Verbesserung des Eindringvermögens von Cremes in die Haut	chemisch verändertes Milcheiweiß, kann vereinzelt Allergien verursachen
Lactic Acid (Sodium Lactate)	Milchsäure und ihre Salze (Natriumlactat)	Feuchthaltemittel, zur Einstellung des hautspezifischen Säuregrades	natürlicher Bestandteil des Säureschutzmantels der Haut, natürliches Vorkommen in Pflanzen und saurer Milch
Lactoflavin	Riboflavin (E 101 bei Lebensmitteln)	Hautpflegesubstanz	gehört zur Gruppe der B-Vitamine, Zufuhr über die Haut nicht sinnvoll, bei Mangel Bedarf über gezielte Ernährung decken, z. B. Milch, Vollkornprodukte, Eier
Lärchenharz		durchblutungsfördernd	natürlicher, pflanzlicher Stoff, vereinzelt Hautreizungen
Lamecreme ZEM		Emulgator, selbstemulgierende Cremegrundlage	künstlich hergestellter Stoff
Lamepon S		waschaktive Substanz	künstlicher Stoff auf Basis von Collagen, es enthält 30 % waschaktive Substanzen, im Handel mit 0,8 % Phenoxyethanol und 0,3 % Parabenen konserviert angeboten
Laneth-n, Laneth-n Acetate (n steht für verschiedene Zahlen)		Emulgatoren	chemisch veränderte Wollwachsalkohole

Name auf der Verpackung	deutsche Bezeichnung	Einsatzzweck	Beurteilung
Lanette N		Cremegrundlage	künstlicher Stoff
Lanolin	Wollwachs	Konsistenzgeber, rückfettende Substanz in Seifen	die CTFA-Bezeichnung steht für das reine natürliche Wollwachs, nach dem Deutschen Arzneibuch (DAB) ist Lanolin allerdings eine Mischung aus 65 % Wollwachs, 15 % Paraffinöl und 20 % Wasser, L. dringt gut in die oberste Hautschicht ein, kann geringfügig mit Pestiziden verunreinigt sein, vor dem Kauf nach der Höhe der Belastung fragen, vereinzelt allergieauslösend
Lanolin Alcohol			siehe Eucerit
Lanolin Anhydrid	Lanolinanhydrid	Konsistenzgeber	wasserfreies Wollwachs, kann bis zu 300 % an Wasser aufnehmen, dringt gut in die oberste Hautschicht ein, gute Hautverträglichkeit, kann geringfügig mit Pestiziden verunreinigt sein
Lanolin Oil	Wollwachsöl	Fettkomponente	flüssige Bestandteile des Wollwachses, sehr gute Hautverträglichkeit
Lanolin Oil (and) Isopropyl Palmitate (and) Oleyl Alcohol (and) Castor Oil		Fettkomponente	industriell vorgefertigtes Gemisch aus verschiedenen Fettkomponenten
Lanolin Wax	entöltes Wollwachs	Konsistenzgeber	Rückstand, der nach Abtrennung des Wollwachsöls zurückbleibt
Latschenkiefernöl		Herstellung von Tannenduft-	etherisches Öl aus Zweigen von Bergkiefern

Name auf der Verpackung	deutsche Bezeichnung	Einsatzzweck	Beurteilung
		essenzen, Bade- zusätze, Mund- sprays	
Lauralkonium Chloride	Laurylalko- niumchlorid	waschaktive Sub- stanz	künstlicher Stoff
Lauramide DEA	Diethanolamin- laurinsäureamid	Schaumstabilisa- tor für Sham- poos, Badezu- sätze	künstlicher Stoff, kann mit freiem DEA verunreinigt sein (Gefahr der Bildung krebserregender Nitros- amine!)
Lauramido- propyl Betaine	Lauramidopro- pylbetain	waschaktive Sub- stanz	künstlicher Stoff
Laureth-n (n steht für ver- schiedene Zahlen)	Ethylenglykol- ether des Lauryl- alkohols	Emulgator	künstlicher Stoff
Laureth-II Carboxylic Acid	Laurinsäure- ethercarbonsäure	waschaktive Sub- stanz	künstlicher Stoff, gut hautverträglich
Lauric Acid	Laurinsäure	Herstellung von Seifen, Schaum- stabilisator	Fettsäure aus Kokos- oder Palmkernöl
Lauroampho- carboxyglycinate	N-Laurinsäure- amidoethyl-N-2- Hydroxyethyl- glycin	waschaktive Sub- stanz	künstlicher Stoff, gut hautverträglich
Lauroyl TG Tri- moniumchloride	Lauryltrimethyl- ammoniumchlo- rid	zur Verbesserung der Kämmbar- keit der Haare	künstlicher Stoff
Lauryl Alcohol	Laurylalkohol	Herstellung waschaktiver Substanzen, Pu- der- und Seifen- parfums	künstlicher Stoff
Lauryl aminopro- pylglycine	Laurylaminopro- pylglycin	Verbesserung der Hautverträglich- keit von Sham- poos	künstlicher Stoff

Name auf der Verpackung	deutsche Bezeichnung	Einsatzzweck	Beurteilung
Lauryl Diethylene diaminoglycine	Lauryldiethylendiaminoglycin	Verbesserung der Hautverträglichkeit von Shampoos	künstlicher Stoff
Lauryldimonium Hydroxypropylamino (and) Hydrolyzed Animal Protein		waschaktive Substanz	künstlicher Stoff
Laurylpyridinium Chloride	Laurylpyridiniumchlorid	waschaktive Substanz mit antimikrobieller Wirkung, insbesondere für Zahn-, Mund-, Haarpflegemittel	künstlicher Stoff
Lavender Oil, Lavender Extract	Lavendelöl, Lavendelextrakt	desinfizierend, beruhigend	etherisches Öl bzw. alkoholischer Auszug aus Lavendelblüten, kann Unverträglichkeitsreaktionen hervorrufen
Lead Acetate	Blei(II)acetat	nur als Haarfärbemittel zugelassen	giftiger Stoff, zulässige Höchstkonzentration 0,6 %, Warnhinweis vorgeschrieben: «Darf nicht in die Hände von Kindern gelangen. Kontakt mit den Augen vermeiden. Nach Anwendung Hände waschen. Enthält Bleiacetat. Nicht zum Färben von Wimpern, Augenbrauen und Schnurrbärten verwenden. Im Falle von Hautreizung Verwendung einstellen.»
Leaves Extract			englische Bezeichnung für Pflanzenauszüge aus Blättern, ungenaue Kennzeichnung

Name auf der Verpackung	deutsche Bezeichnung	Einsatzzweck	Beurteilung
Lebensbaumtrieb-spitzenauszug		Behandlung von Hautkrankhei-ten, insbesondere Warzen	alkoholischer Auszug aus den Triebspitzen des Le-bensbaumes (Thuja occi-dentalis)
Lebertran		Wundheilung	natürlicher Stoff aus Dorsch-, Heilbutt- oder Schellfischleber, Wirkung ist umstritten
Lecithin		Emulgator, Schaumverhüter	fettähnlicher Stoff aus tie-rischen und pflanzlichen Zellen, wird meistens aus Sojabohnen gewonnen
Leinöl			siehe Linseed Oil
Lemongrasöl		Duftstoff	etherisches Öl verschiede-ner Grasarten
Leucine	Leucin	Hautpflegesub-stanz	lebenswichtiger Eiweiß-baustein, natürliches Vor-kommen im Getreideei-weiß, menschlichem Haar
Lichtschutzfilter Parsol MCX			siehe Octyl Methoxycin-namate
Lidocaine	Lidocainum	Betäubungsmit-tel (nur für After-Shave und After-Sun-Präparate zugelassen)	künstlicher Stoff, zulässige Höchstkonzentration 0,1 %, vereinzelt allergie-auslösend
Light Mineral Water	leichtes Mineral-wasser		siehe Water
Lilienextrakt			siehe White Lily Extract
Lime Blossom Extract	Limonenöl (Li-mettenöl)	Duftstoff	etherisches Öl aus gepreß-ten Limonenschalen
Linden Blossom Extract, Linden Extract	Lindenblütenex-trakt	adstringierend	alkoholischer, wäßriger Auszug aus Lindenblüten
Linoleamide DEA	Diethanolamin-linolsäureamid	Verdickungsmit-tel, Schaumstabi-lisator	künstlicher Stoff, kann freies Diethanolamid ent-halten (Gefahr der Bildung

Name auf der Verpackung	deutsche Bezeichnung	Einsatzzweck	Beurteilung
			krebserregender Nitrosamine), deshalb hat das Bundesgesundheitsamt 1987 empfohlen, Diethanolamin nicht mehr für Kosmetika zu verwenden
Linoleic Acid	Linolsäure	Hautpflegesubstanz	lebenswichtige Fettsäure für die Zusammensetzung der Zellmembranen, Zufuhr über die Haut nicht sinnvoll, Bedarf über Ernährung decken, z. B. Pflanzenöle, Margarine
Linolenic Acid	Linolensäure	Hautpflegesubstanz	lebenswichtige Fettsäure, Zufuhr über die Haut nicht sinnvoll, Bedarf über Ernährung decken, z. B. Pflanzenöle, Margarine
Linseed Oil	Leinöl	Ölkomponente	empfehlenswertes Öl aus Leinsamen, gut bei fetter, unreiner Haut, wird leicht ranzig, Flaschen nicht wiederverwenden, da bereits Spuren ausreichen, um den Verderb des neuen Öles zu beschleunigen
Lipodermin		Transport von Wirkstoffen	Liposome auf Sojalecithinbasis hergestellt, in wäßriger Lösung im Handel mit 0,1 % Kaliumsorbat, 0,028 % Natriumdisulfat und 0,34 % Parabenen konserviert erhältlich
Lipodermin-Super		Transport von Wirkstoffen	nichtkonservierte Liposomenlösung, im Handel in Ampullen erhältlich
Liposomal, Animal Brain Lipids (and) Amino Acids			siehe Liposome

Name auf der Verpackung	deutsche Bezeichnung	Einsatzzweck	Beurteilung
Liposome		Transport von Wirkstoffen, meistens für Mittel zur Verbesserung des Feuchthaltevermögens der Haut	Mikrokügelchen aus Fettkörpern, die in die oberste Hautschicht eindringen, keine Langzeitwirkung, lediglich stundenweise geringe Hautglättung durch Wasseranlagerung
Liquorice Extract	Süßholzextrakt	reizlindernd, entzündungshemmend, leicht UV-Licht abschirmend	natürliches Extrakt aus Süßholzwurzeln
Lösungsvermittler LV 41		Lösungsvermittler, z. B. um Parfümöle wasserlöslich zu machen	chemisch umgewandeltes Rizinusöl, gute Hautverträglichkeit
Löwenzahntinktur		innerlich: Blutreinigungsmittel	alkoholischer Auszug aus Löwenzahnkraut und -wurzeln
L-Proline (and) Sodium DL-2-Pyrrolidone Carboxylate (and) Sodium Lactate (and) Sorbitol (and) Hydrolyzed Animal Protein		Feuchthaltemittel	künstlicher Stoff, industriell vorgefertigtes Gemisch
Luviquat FC 550		Konditionierungsmittel in Haar- und Hautpflegeprodukten	künstlicher Stoff
Luviskol VA		Haarfestiger	künstlicher Stoff, gute Haut- und Schleimhautverträglichkeit
Lysine	Lysin	Hautpflegesubstanz	lebenswichtiger Eiweißbaustein, Vorkommen in Milch und Muskeleiweiß

Name auf der Verpackung	deutsche Bezeichnung	Einsatzzweck	Beurteilung
Macadamia Nut Oil	Macadamia-nußöl	Ölkomponente	natürliches Öl aus der Macadamia-Nuß, gut für trockene, schuppige Haut
Macisblütenöl		Aromastoff	natürliches Öl aus dem Samenmantel der Muskatnußblüte
Magnesium Aluminium Silicate	Magnesium-aluminiumsilikat	Emulgator, Verdickungsmittel, Filmbildner	Gewinnung aus Mineralien, kann mit Nitrit verunreinigt sein (Gefahr der Bildung krebserregender Nitrosamine)
Magnesium Ammonium Phosphate	Magnesiumammoniumphosphat	Stabilisator zur Herstellung von Zahnpasten	künstlicher Stoff
Magnesium Carbonate			siehe C. I. 77713
Magnesium Hexafluorosilicat			siehe Magnesiumsilicofluorid
Magnesium-Laureth-8-Sulfat		waschaktive Substanz	künstlicher Stoff
Magnesium Lauryl Sulfate	Magnesiumlaurylsulfat	waschaktive Substanz	künstlicher Stoff
Magnesiumpyrithion		Antischuppenwirkstoff	künstlicher Stoff, fördert das Fettigwerden der Haare
Magnesium Silicate			siehe Talc
Magnesium Silicofluorid		Antikarieswirkstoff	künstlicher Stoff, zulässige Höchstkonzentration 0,15 %, Warnhinweis vorgeschrieben: «Enthält Magnesium-Silicofluo-

Name auf der Verpackung	deutsche Bezeichnung	Einsatzzweck	Beurteilung
			rid», Wirkung beim Zähneputzen umstritten, da Anwendung zu kurz
Magnesium Stearate	Magnesiumstearat	Antibackmittel, hält Puder rieselfähig, Verdikkungsmittel	künstlicher Stoff, vereinzelt allergieauslösend
Magnesium Sulfate	Magnesiumsulfat	Stabilisator	künstlicher Stoff, natürliches Vorkommen im mineralischen Gestein Magnesit
Maiskeimöl		Ölkomponente	natürliches Öl aus Maiskörnern
Maisstärke		Pudergrundlage	natürlicher Bestandteil von Maiskörnern
Majoranöl		Aromastoff	etherisches Öl aus Majorankraut
Mallow Extract	Malvenextrakt	reizlindernd	wäßriger, alkoholischer Auszug aus Malvenblüten, gut bei empfindlicher Haut
Malvenextrakt			siehe Mallow Extract
Mandarinenöl		Duftöl	durch Auspressung der Fruchtschalen gewonnenes Öl
Mandelöl			siehe Sweet Almond Oil
Matricaria Extract, Oil	Extrakt, Öl aus echter Kamille	entzündungshemmend, bakterienabtötend	empfehlenswerter, natürlicher Stoff
MEA-Pareth-25 Sulfate		waschaktive Substanz	künstlicher Stoff
Meeresalgen			siehe Algae extract
Melissenöl			siehe Balm Mint Oil
Menthol	Menthol	kühlend, desinfizierend, durchblutungsför-	natürliches Vorkommen im Pfefferminzöl, wird heute künstlich herge-

Name auf der Verpackung	deutsche Bezeichnung	Einsatzzweck	Beurteilung
		dernd, beruhigend	stellt, löslich in fetten und etherischen Ölen, sehr intensiv, nur in kleinsten Mengen einsetzen
Metaphosphat			siehe Phosphoric Acid
Methenamine	Hexamethylentetramin	Konservierungsmittel	künstlicher Stoff, zulässige Höchstkonzentration 0,15 %, selten Allergien
Methionine	Methionin	Haut- und Haarpflegesubstanz	lebenswichtiger schwefelhaltiger Eiweißbaustein, natürliches Vorkommen im Fleisch-, Ei-, Milcheiweiß
Methoxy PEG-22	Elfacos E-200	Emulgator	künstlicher Stoff
Methoxypropanol	1-Methoxy-2-propanol	Lösungsmittel	künstlicher Stoff, im Tierversuch schwach haut- und schleimhautreizend
Methyl Alcohol	Methanol	Lösungsmittel	giftiger, künstlicher Stoff
3-(4'-Methyl)-benzyliden-bornam-2-on		UVB-Lichtschutzfilter	künstlicher Stoff, zulässige Höchstkonzentration 6 %, vorläufig zugelassen bis 31.3.1992, da gesundheitliche Sicherheitsprüfungen nicht abgeschlossen, selten Allergien
3-(4-Methylbenzyliden) Camphor	3-(4-Methylbenzyliden) Campher	UVB-Lichtschutzfilter	künstlicher Stoff, zulässige Höchstkonzentration 6 %
Methylcellulose			siehe Hydroxyethylcellulose
Methylchloroisothiazolinone	Euxyl K 100, Kathon CG	Konservierungsmittel	künstlicher Stoff, zulässige Höchstkonzentration 0,0015 %, allergieauslösend, im Tierversuch in höheren Konzentrationen haut- und schleimhautreizend

Name auf der Verpackung	deutsche Bezeichnung	Einsatzzweck	Beurteilung
6-Methycumarin		nur für Mundpflegemittel zugelassen	giftiger, künstlicher Stoff, zulässige Höchstkonzentration 0,003 %!, vereinzelt allergieauslösend, nicht während der Schwangerschaft verwenden
Methyldibromoglutaronitrile	Methyldibromglutaronitril	Konservierungsmittel	künstlicher Stoff
Methyldihydrojasmonate		Riechstoffkomponente	künstlicher Stoff
Methylene Chloride	Methylenchlorid	Lösungsmittel	künstlicher Stoff, zulässige Höchstkonzentration 35 %, darf bis zu 0,2 % Verunreinigungen enthalten, im Tierversuch krebserregend (Lungen- und Lebertumoren durch Einatmen), verursacht Übelkeit, Benommenheit
Methyl Gluceth-10, -20	Polyenthylenglykolether der Methylglukose	Feuchthaltemittel	künstlicher Stoff
Methyl Gluceth-20 Sesquistearate		Emulgator	künstlicher Stoff
Methyl Glucose Dioleate		Emulgator	künstlicher Stoff
Methylglucose Sesquistearate		Emulgator	künstlicher Stoff
Methylisothiazolinone			siehe Methylchloroisothiazolinone
Methylparaben			siehe Parabene
Methylsalicilat		antiseptischer, vor UV-Licht schützender Wirkstoff	sehr giftiger, künstlicher Stoff, natürliches Vorkommen im etherischen Öl des nordamerikanischen Wintergrüns (Gaultheria procumbens)

Name auf der Verpackung	deutsche Bezeichnung	Einsatzzweck	Beurteilung
Mica	Glimmer	Perlmuttglanzstoff, physikalischer Lichtschutz	wird aus Fischschuppen, -blasen oder Wismutverbindungen hergestellt, gelten als gesundheitlich unbedenklich
Microcrystalline Wax	Mikrokristalline Wachse	Fettkomponente, Konsistenzregler	künstlicher Stoff aus Mineralöl, kann Allergien hervorrufen
Miglyol 812			siehe Caprylic, Capric Triglyceride
Milchsäure			siehe Lactic Acid
Milkprotein	Milcheiweiß	Hautpflegesubstanz	Vorkommen in Milch
Mineral Oil			siehe Paraffin Oil
Mineral Oil (and) Hectorite (and) Propylene Carbonate		Cremegrundlage	künstlicher Stoff, industriell vorgefertigtes Gemisch (siehe auch bei Einzelsubstanzen)
Mineral Oil (and) Lanolin Alcohol		Fettkomponente	künstlicher Stoff
Mineral Oil (and) Polyethylene		Stabilisator	künstlicher Stoff
Mineral Oil (and) Quaternium-18 Hectorite (and) Propylene Carbonate		Stabilisator	künstlicher Stoff, industriell vorgefertigtes Gemisch (siehe auch bei Einzelsubstanzen)
Mineral Spirits	Ligroin	Lösungsmittel	künstlicher Stoff
Mink Oil			siehe Nerzöl
Mint Oil	Pfefferminzöl	antiseptisch, durchblutungsfördernd, kühlend	etherisches Öl aus Pfefferminzblättern
MIPA-Laureth Sulfate (and) Cocamidopropyl Betaine	Zetesol 856 T	waschaktive Substanz	künstlicher Stoff, kann mit hautreizendem und krebsverdächtigem Dioxan verunreinigt sein

Name auf der Verpackung	deutsche Bezeichnung	Einsatzzweck	Beurteilung
Misteltinktur, -extrakt		Hautpflegesubstanz	wäßriger, alkoholischer Auszug aus Mistelkraut (Viscum album)
Mistletoe Extract	Mistelextrakt		siehe Misteltinktur
Molkenpulver		Hautpflegesubstanz	natürlicher Stoff
Monophosphorsäureester		Emulgator, Netzmittel	künstlicher Stoff
Montmorillonite	Montmorillonit	Quellstoff	natürlicher, mineralischer Stoff
Moorextrakt		Wundheilung, Behandlung von Pilzerkrankungen	natürlicher Stoff
Moschus		Parfumöl	tierischer Stoff vom Moschusbock, der in Tibet und Sibirien lebt, kann unter Lichteinfluß hautschädigend wirken
m-Toluylendiamin			siehe Toluylendiamine
Mucopolysaccharides	Mucopolysaccharide	Hautpflegesubstanz	natürliches Vorkommen im Stütz- und Bindegewebe, Gewinnung aus ungeborenen Lämmern, Kälbern und deren Nabelschnüren
Mulsifan CPA			siehe Laureth-n
Multisterole	Multisterol-Extrakt	Fettkomponente, Emulgator, Stabilisator	Herstellung aus Wollwachs, gut hautverträglich
Muskateller-Salbeiöl			siehe Sage Oil
Myristic Acid	Myristinsäure	Fettkomponente	natürliche Fettsäure, Vorkommen in tierischen und pflanzlichen Fetten, gut hautverträglich

Name auf der Verpackung	deutsche Bezeichnung	Einsatzzweck	Beurteilung
Myristyl Alcohol	Myristylalkohol	Stabilisator, Konsistenzgeber	künstlicher Stoff
Myristyl Lactate	Myristyllactat	Fettkomponente	künstlicher Stoff
Myristil Myristate	Myristylmyristat	Ölkomponente	künstlicher Stoff
Myrj		Emulgator	künstlicher Stoff, gute Haut- und Schleimhautverträglichkeit
Myrrhenauszug, -tinktur		entzündungshemmender, adstringierender und desodorierender Wirkstoff für Mundpflegemittel und Salben	in Alkohol gelöstes Gummiharz nordostafrikanischer Commiphora-Bäume

Name auf der Verpackung	deutsche Bezeichnung	Einsatzzweck	Beurteilung
Nachtkerzenöl		Ölkomponente	pflanzliches Öl aus Samen der Nachtkerze
1-Naphthol	α-Naphthol	Haarfärbemittel	künstlicher Stoff, zulässige Höchstkonzentration 0,5 %, Warnhinweis vorgeschrieben: «Enthält α-Naphthol», vereinzelt allergieauslösend
Natrium ÄDTA			siehe EDTA
Natriumalginat			siehe Alginate
Natriumbenzoat			siehe Benzoic Acid
Natriumcitrat			siehe Sodium Citrate
Natriumfluorid			siehe Sodium Fluoride
Natriumhydroxid			siehe Sodium Hydroxide
Natriumlaurylsulfat			siehe Sodium Lauryl Sulfate

Name auf der Verpackung	deutsche Bezeichnung	Einsatzzweck	Beurteilung
Natriummonofluorphosphat		Antikarieswirkstoff	künstlicher Stoff, zulässige Höchstkonzentration 0,15 %, Warnhinweis vorgeschrieben: «Enthält Natriummonofluorphosphat», Wirkung beim Zähneputzen umstritten, da Anwendung zu kurz
Natrium-Silicofluorid			siehe Disodium Silicofluoride
Natural Color	Naturfarbstoff		Gruppenname für verschiedene natürliche Farbstoffe, ungenaue Kennzeichnung
Natural Honey			irreführende Kennzeichnung, da Honig immer natürlichen Ursprungs sein muß (siehe auch Honey)
Natur-Vaseline			siehe Petrolatum
Nelkenblütenöl		antiseptisch, antibakteriell	etherisches Öl aus Nelkenblüten, der Inhaltsstoff Eugenol kann Allergien hervorrufen
Neo-Heliopan AV			siehe Octyl Methoxycinnamate
Neo PCL		Verbesserung der Hautverträglichkeit waschaktiver Substanzen	künstlicher Stoff
Neroliöl			siehe Orange Flower Oil
Nerzöl		Ölkomponente	natürlicher Stoff aus Körperfett von Nerzkadavern, nach dem Abziehen des Felles, z. T. werden auch andere Pelztiere genommen
Neutral Oil	Neutralöl	Ölkomponente	meistens halbsynthetisches oder künstliches Fett

Name auf der Verpackung	deutsche Bezeichnung	Einsatzzweck	Beurteilung
Niacin (Niacinamide)	Niacin	Hautpflegesubstanz	gehört zur Gruppe der B-Vitamine, Zufuhr über die Haut nicht sinnvoll, bei Mangel Bedarf über gezielte Ernährung dekken, z. B. Vollkornprodukte
Niauliöl		durchblutungsfördernd	etherisches Öl vom Niaulibaum
Nikomethanolfluorhydrat		nur für Mundpflegemittel	künstlicher Stoff, zulässige Höchstkonzentration 0,15 %, Warnhinweis vorgeschrieben: «Enthält Nikomethanolfluorhydrat»
Nipa-Ester, Nipagin, Nipasol			siehe Parabene
Nitrocellulose		Filmbildner für Nagellacke	künstlicher Stoff
Nitromethane	Nitromethan	Rostschutzmittel in Spraydosen	giftiger, künstlicher Stoff, zulässige Höchstkonzentration 0,3 %
NMF	Natrium-2-pyrolin-5-carboxylat	Feuchthaltemittel für die Haut	künstlicher Stoff, verhindert nicht die Faltenbildung und Hautalterung, dringt nicht in die Haut ein, vielfach irreführende Werbung mit diesem Stoff
N',N',N',-Tri-(polyoxyethylen)-N-hexadecyl-dihydrofluorid		Antikarieswirkstoff	künstlicher Stoff, zulässige Höchstkonzentration 0,15 %, Warnhinweis vorgeschrieben: «Enthält N', N', N'-…», Wirkung beim Zähneputzen umstritten, da Anwendung zu kurz
Nonfat Dry Milk	Magermilchpulver	Hautpflegesubstanz	natürlicher Stoff

Name auf der Verpackung	deutsche Bezeichnung	Einsatzzweck	Beurteilung
Nonoxynol-n	Polyethylenglykol(n)nonylphenylether	waschaktive Substanzen	künstlicher Stoff
Nonoxynol-14	Polyethylenglykolnonylphenylether	Lösungsvermittler	künstlicher Stoff
Nonoxynol-14 (and) PEG5-Octanoate		Lösungsvermittler	künstlicher Stoff
Novantisolsäure			siehe 2-Phenylbenzimidazole-5-Sulfonic Acid
NPC	Natriumsalz der Pyrrolidon-Carbonsäure	Feuchthaltemittel für die Haut	natürliches Vorkommen in der Hornschicht junger Menschen
Nutrilan L		Hautpflegesubstanz in Waschemulsionen, Shampoos	chemisch veränderte Eiweiße auf Collagen-Basis, im Handel mit Parabenen konserviert erhältlich (siehe auch Collagen)
Nylon-Grundstoffe (Nylon-12)		Pudergrundlage, Filmbildner	Kunststoff

Oat Flour	Hafermehl	Stabilisator	natürlicher Stoff
Oat Oil	Haferöl	Ölkomponente	natürliches, pflanzliches Öl
Octopirox			siehe Piroctone Olamine
Octyldimethyl PABA	4-Dimethylaminobenzoesäure-2-ethylhexylester	UVB-Lichtschutzfilter	künstlicher Stoff, zulässige Höchstkonzentration 8 %, selten Allergien, vorläufig zugelassen zur Verarbeitung bis 31. 12. 1990, Verkauf bis 31. 12. 1992

Name auf der Verpackung	deutsche Bezeichnung	Einsatzzweck	Beurteilung
Octyl Dodecanol	Octyldodecanol	Ölkomponente, rückfettende Substanz	künstlicher Stoff
Octyldodecyl Lanolate	Octyldodecyllanolat	Emulgator	künstlicher Stoff
Octyldodecyl Myristate	Octyldodecylmyristat	Stabilisator	künstlicher Stoff
Octyldodecyl Stearoyl Stearate	Octyldodecylsteraroylstearat	Emulgator	künstlicher Stoff, gute Hautverträglichkeit
Octyl Methoxycinnamate	4-Methoxy-zimtsäure-2-ethylhexylester	UVB-Lichtschutzfilter	künstlicher Stoff, zulässige Höchstkonzentration 10 %, vereinzelt allergieauslösend, vorläufig zugelassen bis 31. 12. 1992, da gesundheitliche Sicherheitsprüfungen noch nicht abgeschlossen
Octyl Palmitate	Octylpalmitat	Ölkomponente	künstlicher Stoff
Octyl Salicylate	Salicylsäure-2-ethylhexylester	Lichtschutzfilter	künstlicher Stoff, zulässige Höchstkonzentration 5 %, vereinzelt allergieauslösend, vorläufig zugelassen bis 31. 12. 1992, da gesundheitliche Sicherheitsprüfungen noch nicht abgeschlossen
Octyl Stearate	Octylstearat	Fettkomponente	künstlicher Stoff
o-Cymen-5-ol	3-Methyl-4(1-methylethyl)phenol	Konservierungsmittel	künstlicher Stoff, zulässige Höchstkonzentration 0,1 %, vereinzelt allergieauslösend, im Tierversuch in höheren Konzentrationen haut- und schleimhauteizend
Oktadecenylamin-hydrofluorid		Antikarieswirkstoff	künstlicher Stoff, zulässige Höchstkonzentration 0,15 %, Warnhinweis vorgeschrieben: «Enthält Ok-

Name auf der Verpackung	deutsche Bezeichnung	Einsatzzweck	Beurteilung
			tade...», Wirkung beim Zähneputzen umstritten, da Anwendung zu kurz
Olaflur			siehe Bis-(hydroxyethyl)-aminopropyl-N-hydroxyethyl-oktadecylamin-dihydrofluorid
Oleic Acid	Ölsäure	Seifenherstellung	Fettsäure aus Rindertalg und pflanzlichen Fetten
Oleth-n (n steht für verschiedene Zahlen)	Polyethylenglykol(n)oleylether	Emulgator	künstlicher Stoff
Oleum Cocos Hydrogenatum	Kokosöl, gehärtet	Ölkomponente	natürliches Öl aus Kokosnüssen
Oleyl Alcohol	Oleylalkohol	Fettkomponente, rückfettende Substanz, z. B. in Lippenstiften	künstlicher Stoff, natürliches Vorkommen in den Stirnhöhlen des Pottwals, gute Haut- und Schleimhautverträglichkeit
Oleyloleate	Ölsäureoleylester	Fettkomponente	chemische Verbindung von Ölsäure mit Spermöl oder synthetisch hergestellt
Olive Oil	Olivenöl	Ölkomponente, insbesondere zur Seifenherstellung	empfehlenswertes pflanzliches Öl
Ölsäurederivat		Fettkomponente	Gruppenname für verschiedene Stoffe aus chemisch veränderter Ölsäure
o-Phenylphenol			siehe Phenylphenol
Optical Brightener	optische Aufheller	Erhöhung des Weißheitsgrades	künstliche Stoffe, unter UV-Lichteinfluß Allergien möglich (photoallergisch)
Orange Flower Oil	Orangenblütenöl	Duftöl	etherisches Öl aus Orangenblüten, der Inhaltsstoff Geraniol kann Allergien hervorrufen

Name auf der Verpackung	deutsche Bezeichnung	Einsatzzweck	Beurteilung
Orangenblütentinktur		Duftkomponente	alkoholischer Auszug aus Orangenblüten
Orangenblütenwasser		Duftkomponente	entsteht bei der Gewinnung des etherischen Öls, gut hautverträglich, ist häufig nur chemisch konserviert erhältlich (mit Parabenen oder Natriumbenzoat)
o-Toluylendiamin			siehe Toluylendiamine
Oxybenzon			siehe Benzophenone-3
Oxynex 2004		Antioxidans	künstlicher Stoff, enthält BHT (siehe dort)
Oxypon 288			siehe PEG-10 Olive Oil
Oxyquinoline Sulfate	8-Quinolinol	Stabilisator für Wasserstoffperoxid in Haarbehandlungsmitteln	künstlicher Stoff, zulässige Höchstkonzentration 0,03 % (in nicht abspülbaren Mitteln), 0,3 % (in abspülbaren Mitteln), vorläufig zugelassen bis 31.3.1992, da gesundheitliche Sicherheitsprüfungen noch nicht abgeschlossen, selten Allergien
Ozokerite	Ozokerit	Fettkomponente	künstlicher Stoff, ursprünglich Bezeichnung für natürlich vorkommende Erdwachse

| PABA | 4-Aminobenzoesäure | UVB-Lichtschutzfilter | künstlicher Stoff, zulässige Höchstkonzentration 5 %, unter UV-Lichteinfluß vereinzelt allergieauslösend (photoallergisch) |

Name auf der Verpackung	deutsche Bezeichnung	Einsatzzweck	Beurteilung
Palmitic Acid	Palmitinsäure	Fettkomponente	gesättigte Fettsäure, die aus Pflanzenfetten gewonnen wird
Palm Kernel Oil	Palmkernöl	Fettkomponente	natürliches pflanzliches Öl aus Fruchtkernen der Ölpalme (ähnelt dem Kokosfett)
Palm Oil	Palmöl	Fettkomponente	natürliches pflanzliches Öl aus den Früchten der Ölpalme
Pankreatin		Reinigungsmittel für Prothesen, Mittel zur Erweichung der Hornhaut	Enzyme des Pankreassaftes aus der Bauchspeicheldrüse
Panthenol		entzündungs- und reizlindernder Wirkstoff, z. B. bei Sonnenbrand, gegen spröde, rissige Haut	empfehlenswerter, hautfreundlicher Stoff, natürliches Vorkommen als Vorstufe des Vitamins Pantothensäure z. B. in Leber, Reiskleie, beschleunigt das «Gesundwerden» der Haut
Parabene (Butyl-, Ethyl-, Methyl-, Propylparaben)	andere Bezeichnung: PHB-Ester: 4-Hydroxybenzoesäuremethylester, -ethylester, -propylester, -butylester, -benzylester	Konservierungsmittel	künstliche Stoffe, zulässige Höchstkonzentration 0,4–0,8 %, allergieauslösend, im Tierversuch in höheren Konzentrationen haut- und schleimhautreizend
Paraffin, Paraffin, -oil, -wax	Parafin, -öl, -wachs	Fettkomponente	künstliches Fett, aus Erdöl, verbleibt auf der Hautoberfläche, zieht nicht ein, d. h. Hände bleiben z. B. längere Zeit nach dem Eincremen «glitschig», kann die Hautatmung behindern

Name auf der Verpackung	deutsche Bezeichnung	Einsatzzweck	Beurteilung
Para-Hydroxy-Benzoesäure, Para-Oxy-Benzoesäure-Methylester			siehe Parabene
Pareth-n (n steht für verschiedene Zahlen)	Polyethylenglykolether, künstliche Fettalkohole	Emulgator	künstlicher Stoff
Parsol MCX			siehe Octyl Methoxycinnamate
Patchouliöl		Parfumherstellung	etherisches Öl aus den Blättern von Pogostemon cablin Bentham
PCA	2-Pyrrolidon-5-carbonsäure	Emulgator	künstlicher Stoff
p-Chloro-m-cresol	4-Chlor-m-kresol	Konservierungsmittel (für Produkte mit Schleimhautkontakt verboten)	künstlicher Stoff, zulässige Höchstkonzentration 0,2 %, in höheren Konzentrationen häufig allergieauslösend, im Tierversuch in höheren Konzentrationen haut- und schleimhautreizend
Peach Kernel Oil	Pfirsichkernöl	Ölkomponente	empfehlenswertes, mildes Öl aus Pfirsichkernen
Peanut Oil	Erdnußöl	Ölkomponente	pflanzliches Öl aus Erdnüssen, wird kaum ranzig, wirkt als leichter Lichtschutz
Pectin	Pektin (E 440 a, b bei Lebensmitteln)	Emulgator, Salbengrundlage, Blutstillmittel	Gewinnung aus pflanzlichem Material wie Früchten («Apfelpektin») und Schalen von Zitrusfrüchten
PEG-(n) (n steht für verschiedene Zahlen)	Polyethylenglykole	Feuchthaltemittel, Salbengrundlage, Bindemittel für Prothesenrei-	künstliche Stoffe, vereinzelt allergieauslösend, alle PEG-Verbindungen können Fremdstoffe in die

Name auf der Verpackung	deutsche Bezeichnung	Einsatzzweck	Beurteilung
		niger, Badesalze in Tablettenform	Haut einschleusen («Gleitschieneneffekt»)
PEG-6 Caprylic, Capric Glycerides	Softigen 767	rückfettende Substanz	künstlicher Stoff, kann mit hautreizendem und krebsverdächtigem Dioxan verunreinigt sein
PEG-(n) Cocamide (n steht für verschiedene Zahlen)	Polyethylenglykolamid der Kokosnußfettsäuren	Emulgator	künstlicher Stoff
PEG-(n)Cocoate (n steht für verschiedene Zahlen)	Polyethylenglykolmonococoat	Emulgator, Weichmacher	künstlicher Stoff
PEG-150 Distearate	Polyethylenglykoldiester der Stearinsäure	Wachskomponente	künstlicher Stoff
PEG-7 Glyceryl Cocoate	Polyethylenglykolether des Glycerylcocoat	Ölkomponente	künstlicher Stoff
PEG-1-Glyceryl Sorbitan	Polyethylenglykolether von Sorbit	Emulgator	künstlicher Stoff
PEG-1 Glyceryl Sorbitan Isostearate		Emulgator	künstlicher Stoff
PEG-5Glyceryl Stearate	Polyethylenglykol(5)glycerylmonostearat	Emulgator	künstlicher Stoff
PEG-200 Glycerylmono-Tallowate	Rewoderm LI 420-70	Verdickungsmittel, rückfettende Substanz	künstlicher Stoff, gute Hautverträglichkeit
PEG-(n) Hydrogenated Castor Oil (n steht für verschiedene Zahlen)	Polyethylenglykol(n)-Derivat des hydrierten Rizinusöls	Verdickungsmittel	chemisch veränderte Rizinusölverbindung
PEG-53 Jojoba Oil	Polyethylenglykol(53)Jojobaöl	Emulgator	künstlicher Stoff

Name auf der Verpackung	deutsche Bezeichnung	Einsatzzweck	Beurteilung
PEG-60 Lanolin, PEG-75 Lanolin	Polyethylengly-kol(60)Woll-wachs, -(4000)Woll-wachs	Emulgatoren	chemisch veränderte Woll-wachsverbindungen
PEG-5-Methyl Glucose Dioleate	Polyethylengly-kolether von Iso-stearinsäure	Emulgator	künstlicher Stoff
PEG-4 Octanoate	Polyethylengly-kol(200)mo-nooctanoat	Emulgator	künstlicher Stoff
PEG-4 Oleica-mide	Polyethylengly-kolether von Öl-säureamid	Emulgator	künstlicher Stoff
PEG-10 Olive Oil		Emulgator	chemisch veränderte Oli-venölverbindung
PEG-10 Poly-glyceryl-2 laurate	Holan	Emulgator	künstlicher, hautverträgli-cher Stoff
PEG-55 Propy-lene Glycol Oleate	Polyethylengly-kol von Isostea-rinsäure	Verdickungsmit-tel, Emulgator	künstlicher Stoff
PEG-(x) Sorbitan Peroleate	Polyethylengly-kol(2000)sorbi-tanperoleat	Fettkomponente	künstlicher Stoff
PEG-40 Sorbitan Stearate	Polyethylengly-kol(2000)sorbi-tanstearat	Fettkomponente	künstlicher Stoff
PEG-5 Soya Sterol	Polyethylengly-kol(5)sojasterin	Emulgator	künstlicher Stoff
PEG-10 Soya Sterol	Polyethylengly-kol(10)sojaöl	Emulgator	künstlicher Stoff
PEG-(n) Stearate (n steht für ver-schiedene Zahlen)	Polyethylengly-kol(n)monostea-rat	Emulgator	künstlicher Stoff
PEG-5 Stearyl Stearate	Polyethylengly-kol(5)stearylstea-rat	Emulgator	künstlicher Stoff

Name auf der Verpackung	deutsche Bezeichnung	Einsatzzweck	Beurteilung
Perfume			englische Bezeichnung für Parfum, ungenaue Kennzeichnung, siehe Fragrance
Pentane	Pentan	Lösungsmittel	künstlicher Stoff
Pentasodium Pentetate	Pentanatriumdiethylentriaminpentaacetat	Komplexbildner	künstlicher Stoff
Pentasodium Triphosphate	Pentanatriumtriphosphat	Putzkörper	künstlicher Stoff, gut hautverträglich
Perlglanz		Bildung eines Perl- und Seidenglanzes in Shampoos, Badepräparaten	künstlicher Stoff aus feingemahlenem mineralischen Glimmergestein und Titandioxid (siehe auch dort)
Perubalsam		Herstellung von Parfums, Einreibungen gegen Ekzeme, Krätze	wird durch Anritzen und Anräuchern der Rinde von Myroxylon balsamum-Bäumen (in San Salvador beheimatet) nach Beendigung der Regenzeit gewonnen, häufig allergieauslösend
Petitgrainöl		Duftöl	etherisches Öl aus den Blättern, Trieben und unreifen Früchten der Pomeranze, Hautreizungen sind möglich
Petrolatum	Vaseline	Fettkomponente, Schutz gegen Kälte und Wind	künstlicher Stoff, aus Erdöl, verbleibt auf der Hautoberfläche, zieht nicht ein, d. h. Hände bleiben längere Zeit nach dem Eincremen «glitschig», verschließt Poren, kann Hautatmung und Feuchtigkeitsabgabe behindern, reine Vaseline sehr gut hautverträglich, verunrei-

Name auf der Verpackung	deutsche Bezeichnung	Einsatzzweck	Beurteilung
			nigte Vaseline kann Allergien auslösen und die Haut reizen
Petrolatum (and) Lanolin Alcohol		Cremegrundlage	künstlicher Stoff, industriell vorgefertigtes Gemisch
Pfefferminzöl			siehe Mint Oil
Pfirsichkernöl			siehe Peach Kernel Oil
PHB-Ester			siehe Parabene
Phenethyl Alcohol, Phenyl Ethyl Alcohol	2-Phenylethanol, Phenylethylalkohol	Konservierungsmittel, Herstellung künstlicher Rosen- und Neroliöle	künstlicher Stoff, natürlicher Bestandteil des Geraniumöls und der Duftkomplexe von Rosen- und Orangenblüten
Phenol	Phenol und seine Alkalisalze	Abtötung von Bakterien in Haarfärbemitteln, Seifen, Shampoos	giftiger Stoff, zulässige Höchstkonzentration 1 %, Warnhinweis vorgeschrieben: «Enthält Phenol», Nervengift, kann Kopfschmerzen, Schlafstörungen und vereinzelt Allergien hervorrufen, im Tierversuch in höheren Konzentrationen haut- und schleimhautreizend
Phenoxyethanol	2-Phenoxyethanol	Konservierungsmittel	künstlicher Stoff, zulässige Höchstkonzentration 1 %, vereinzelt allergieauslösend
Phenoxyisopropanol	3-Phenoxy-1-propanol	Konservierungsmittel (nur für Produkte, die wieder ausgespült werden)	künstlicher Stoff, zulässige Höchstkonzentration 1 %, vereinzelt allergieauslösend
3-Phenox-1-propanol			siehe Phenoxyisopropanol
2-Phenylbenzimidazole-5-	2-Phenylbenzimidazol-5-	UVB-Lichtschutzfilter	künstlicher Stoff, zulässige Höchstkonzentration

Name auf der Verpackung	deutsche Bezeichnung	Einsatzzweck	Beurteilung
Sulfonic Acid	sulfonsäure und ihre Kalium-, Natrium- und Triethynolaminsalze		8 %, vereinzelt allergieauslösend, im Tierversuch in höheren Konzentrationen haut- und schleimhautreizend
Phenyl Dimethicone	Phenylmethylsilikonöle	Fettkomponente	künstlicher Stoff
m-/p-Phenylendiamine	m-/p-Phenylendiamin	Haarfärbemittel	künstliche Stoffe, zulässige Höchstkonzentration 6 %, allergieauslösend, Warnhinweis vorgeschrieben: «Erzeugnis kann eine allergische Reaktion hervorrufen. Vorherige Allergieprobe ratsam. Nicht zur Färbung von Wimpern und Augenbrauen verwenden», dringen in die Haut ein, sehr häufig Allergien, laut Tierversuch krebserregend
Phenyl Mercuric Acetate/Borate	Phenylquecksilberacetat, -borat	Konservierungsmittel (nur für Schmink- und Abschminkmittel)	giftiger künstlicher Stoff, zulässige Höchstkonzentration 0,007 %! Warnhinweis vorgeschrieben: «Enthält Phenylquecksilberverbindungen», allergieauslösend, im Tierversuch in höheren Konzentrationen haut- und schleimhautreizend
o-Phenylphenol	2-Hydroxybiphenyl und seine Salze	Konservierungsmittel	künstlicher Stoff, zulässige Höchstkonzentration 0,2 %, vereinzelt allergieauslösend, im Tierversuch in höheren Konzentrationen haut- und schleimhautreizend
Phenyl Salicylate	2-Hydroxybenzoesäurephenylester	antiseptischer Wirkstoff in Mund- und	künstlicher Stoff, zulässige Höchstkonzentration als Konservierungsmittel

Name auf der Verpackung	deutsche Bezeichnung	Einsatzzweck	Beurteilung
		Zahnpflegemitteln, Konservierungsmittel, Lichtschutzfilter	0,5 %
Phoskadent Na 211			siehe Natriummonofluorphosphat
Phospholipids	Phospholipide	Emulgator, Hautpflegesubstanz	natürlicher Bestandteil der Zellwände und der Lipoproteine, Gewinnung aus Sojabohnen, Rapssaat, Baumwollsamen
Phosphoric Acid	Phosphorsäure und ihre Salze z. B. Metaphosphat	adstringierender Wirkstoff, z. B. in Haarwässern, -spülungen	künstlicher Stoff
Phytol		beruhigender, glättender Wirkstoff	natürlicher Bestandteil des Blattgrüns (Chlorophyll)
Pine Needle Extract			siehe Fichtennadelextrakt
Piroctone Olamine	Octopirox	Antischuppenwirkstoff, Konservierungsmittel	künstlicher Stoff, gute Hautverträglichkeit, vom Bundesgesundheitsamt als unbedenkliches Konservierungsmittel empfohlen, fördert aber das Fettigwerden der Haare
Placentaextrakt			siehe Placental Protein
Placental Protein	Placentaextrakt	Hautpflegesubstanz für alternde, faltige Haut	natürlicher Stoff aus der Placenta von Rindern, Schafen und Schweinen im 3.–4. Trächtigkeitsmonat, keine Antifaltenwirkung, lediglich geringe stundenweise Hautglättung
Plankton		Hautpflegesubstanz	mikroskopisch kleine, im Wasser schwebende Lebewesen

Name auf der Verpackung	deutsche Bezeichnung	Einsatzzweck	Beurteilung
Plant Oil	Neutralöl (pflanzlich)	Ölkomponente	aus Kokosöl gewonnen, wird nicht ranzig
Polawax	Polawachs	Emulgator	künstlicher, gut hautverträglicher Stoff
Poloxamer 182	Polyoxyethylenpropylen-Polymer	waschaktive Substanz	künstlicher Stoff, gute Haut- und Schleimhautverträglichkeit
Polaxamer 188	Pluronic F 68	waschaktive Substanz, Entfernung von Raucherbelag auf den Zähnen	künstlicher Stoff, gut haut- und schleimhautverträglich, kann den Zahnschmelz angreifen
Poloxamine	Tetronics	waschaktive Substanzen	künstlicher Stoff
Polyacrylamide	Polyacrylamid	Lösungsvermittler, Verdickungsmittel	künstlicher Stoff
Polyacrylic Acid	Polyacrylsäure	Verbesserung der Elastizität von Salben	künstlicher Stoff
Polyamide-11	Polyamid-(Nylon-)Puder	Schleifmittel	künstlicher, gut hautverträglicher Stoff
Polyethylene (granula)	Polyethylenkörper	Konsistenzregler (z. B. in Lippenstiften, Augen-Make-up)	künstlicher Stoff
Polyethylenglykole			siehe PEG-(n)
Polyglyceryl-2 Stearate	Diglycerylmonostearat	Emulgator	künstlicher Stoff
Polyglyceryl-3 Diisostearate	Triglyceryldiisostearat	Emulgator	künstlicher Stoff
Polyglyceryl-6 Dioleate	Hexaglyceryldioleat	Emulgator	künstlicher Stoff
Polyglyceryl-4 Isostearate	Tetraglycerylmonoisostearat	Emulgator	künstlicher Stoff

Name auf der Verpackung	deutsche Bezeichnung	Einsatzzweck	Beurteilung
Polyglyceryl-4 Oleate	Tetraglycerylmonooleat	Emulgator	künstlicher Stoff
Polyglyceryl-2 Sesquiisostearate (and) Beeswax (and) Mineral Oil (and) Magnesium Stearate (and) Aluminium Stearate		Fettkomponente	künstlicher Stoff, industriell vorgefertigtes Gemisch
Polyglyceryl-2 Sesquioleate	Diglycerylsesquioleat	Emulgator	künstlicher Stoff
Polyglykol 300			siehe PEG-(n)
Polyhexamethylenbiguanido Hydrochloride	Polyhexamethylenbiguanid-Hydrochlorid	Konservierungsmittel	künstlicher Stoff
Polyquaternium-7	Merquat S	Haarkonditionierer	künstlicher Stoff
Polyquaternium-10	Ammoniumsalz der Hydroxyethylcellulose	Haarkonditionierer, Weichmacher, Hautpflegesubstanz	künstlicher Stoff, gut hautverträglich
Polyoxyethylensorbitanfettsäureester		Emulgatoren, Lösungsvermittler	künstlicher Stoff
Polyoxyethylene-(21)-stearyl Alcohol	Polyoxyethylen-(21)stearylalkohol	Emulgator	künstlicher Stoff
Polysorbate 20, 40, 60, 80	Tween 20, 40, 60, 80	Emulgatoren, Lösungsvermittler	künstliche Stoffe, sind durch den Gehalt an hautreizendem und krebsverdächtigem Dioxan in Verruf geraten, vor dem Kauf bestätigen lassen, daß die Ware unbelastet ist
Polysorbate 20 (and) Linoleic Acid (and) Linoleic Acid (and)		selbstemulgierende Fettkomponente	künstlicher Stoff, industriell vorgefertigtes Gemisch (siehe auch bei Einzelsubstanzen)

Name auf der Verpackung	deutsche Bezeichnung	Einsatzzweck	Beurteilung
Arachidonic Acid (and) Oleic Acid			
Polyvinyl Alcohol	Polyvinylalkohol	Lösungsvermittler, als Zusatz in Seifen, Hautwaschmitteln	künstlicher Stoff
Polyvinylpyrrolidone (PVP)	Polyvinylpyrrolidon	Verdickungs-, Bindemittel	künstlicher Stoff
Potassium Alum	Alaun	blutstillender, adstringierender und mild desinfizierender Wirkstoff	künstlicher Stoff, natürliches Vorkommen als Federalaun auf Lava, ist nur in Wasser, nicht in Alkohol löslich
Potassium Carbomer 951		Verdickungsmittel	künstlicher Stoff
Potassium Carbomer 1342		Verdickungsmittel	künstlicher Stoff
Potassium Carbonate	Kaliumcarbonat (Pottasche)	hornhauterweichende Bäder, Nagelhautentferner, Seifenherstellung	künstlicher Stoff
Potassium Cetyl Phosphate	Kaliumcetylphosphat	Emulgator	künstlicher Stoff
Potassium Coco-Hydrolized Animal Protein		waschaktive Substanz	künstlicher Stoff
Potassium Fluoride	Kaliumfluorid	Antikarieswirkstoff	künstlicher Stoff, zulässige Höchstkonzentration 0,15 %, Warnhinweis vorgeschrieben: «Enthält Kaliumfluorid», vereinzelt allergieauslösend, Wirkung beim Zähneputzen umstritten, da Anwendung zu kurz
Potassium ᛫ Hydroxide	Kaliumhydroxid	Nagelhautentferner, Entkräuse-	aggressiver künstlicher Stoff, zulässige

Name auf der Verpackung	deutsche Bezeichnung	Einsatzzweck	Beurteilung
		lungsmittel für die Haare, Enthaarungsmittel	Höchstkonzentration 2-4,5 % (in Entkräuselungsmittel), 5 % (in Nagelhautentfernern), Warnhinweis vorgeschrieben: «Kontakt mit den Augen vermeiden, Erblindungsgefahr. Darf nicht in die Hände von Kindern gelangen»
Potassium Laurate	Kaliumlaurat	Emulgator	künstlicher Stoff
Potassium Monosulfide			siehe Alkalisulfide
Potassium Myristate	Kaliummyristat	Emulgator	künstlicher Stoff
Potassium Palmitate	Kaliumpalmitat	Emulgator	künstlicher Stoff
Potassium Phenate			siehe Phenol
Potassium Phosphate	Kaliumdihydrogenphosphat	Emulgator, Seifenherstellung	künstlicher Stoff
Potassium Sorbate	Kaliumsorbat		siehe Sorbic Acid
Potassium Stearate	Kaliumstearat	Emulgator	künstlicher Stoff
PPG-14 Butyl Ether	Polypropylenglykol(14)butylether	Emulgator	künstlicher Stoff
PPG-33 Butyl Ether	Polypropylenglykol(33)butylether	Emulgator	künstlicher Stoff
PPG-2-Ceteareth-9	PPG-2-Ceteareth-9	Emulgator	künstlicher Stoff
PPG-2 Lanolin Alcohol Ether	Polypropylenglykol(2)wollwachsether	Emulgator	chemisch verändertes Wollwachs

Name auf der Verpackung	deutsche Bezeichnung	Einsatzzweck	Beurteilung
PPG-5 Lanolin Wax	Lanolinderivat	Emulgator	chemisch verändertes Wollwachs
PPG-3 Myristyl Ether	Polypropylengly-kol(3)myristyl-ether	Emulgator	künstlicher Stoff
PPG-41-Pareth-35-15	ethoxylierter Fettalkohol	Emulgator	künstlicher Stoff
PPG-40-PEG-60 Lanolin Oil	Lanolinderivat	Emulgator	chemisch verändertes Wollwachs
PPG-15-Stearyl-ether	PPG-15-Stearyl-ether	Schutz der Haut vor Austrock-nung und Rau-higkeit	künstlicher Stoff, keine Langzeitwirkung
Pristane		Ölkomponente, Weichmacher	künstlicher Stoff
Propane	Propan	Treibmittel	künstlicher Stoff
Propanol			siehe Isopropyl Alcohole
Propionic Acid	Propionsäure und ihre Salze	Konservierungs-mittel	künstlicher Stoff, natür-liches Vorkommen im Schweiß, Urin, zulässige Höchstkonzentration 2 %, im Tierversuch haut- und schleimhautreizend, als Konservierungsstoff für Schnittbrot verboten
Propolis Extract	Propolisextrakt	antimikrobieller Wirkstoff (gilt als natürliches Kon-servierungsmit-tel), Beschleuni-gung der Wund-heilung	alkoholischer Auszug aus Propolis («Bienenkitt»), einer harzigen Masse aus Baumharzen und Verdau-ungssäften der Bienen
Propyl Acetate	n-Propylacetat	Lösungsmittel, zur Parfumher-stellung	künstlicher Stoff, kann haut- und schleimhautrei-zend wirken, in großen Mengen narkotisierend
Propyl Alcohol			siehe Propanol

Name auf der Verpackung	deutsche Bezeichnung	Einsatzzweck	Beurteilung
Propylene Carbonate	Propylencarbonat	Konservierungsmittel, Herstellung von Hautreinigungsmitteln	künstlicher Stoff
Propyl Gallate	Propylgallat	Antioxidans	künstlicher Stoff, vereinzelt allergieauslösend
Propylene Glycol	Propylenglykol	Lösungsvermittler, Feuchthaltemittel für Haut und Creme	künstlicher Stoff, vereinzelt allergieauslösend
Propylene Glycol Dicaprylate Dicaprate	Propylenglykoldicaprylat-dicaprat	Ölkomponente	künstlicher, hautverträglicher Stoff
Propylene Glycol Dioctanoate	Propylglykoldiatanoat	Ölkomponente	künstlicher Stoff
Propylene Glycol Dipelargonate	Propylenglykoldipelargonat	Ölkomponente	künstlicher Stoff
Propylene Glycol Ricinoleate	Propylenglykolrizinoleat	Ölkomponente	künstlicher Stoff
Propylene Glycol Stearate	Propylenglykolmonostearat	Ölkomponente	künstlicher Stoff
Propyl-4-Hydroxybenzoat			siehe Parabene
Propylparaben			siehe Parabene
Protein Derivatives			siehe Hydrolyzed Animal Protein
Psoralene	5-Methoxypsoralen	bräunender Wirkstoff in Sonnenschutzcremes	künstlicher Stoff, kann in Verbindung mit Sonnenlicht akute Hautreaktionen auslösen, beschleunigt die Hautalterung, bei häufiger Anwendung Begünstigung von Hautkrebs
p-Toluylendiamin			siehe Toluylendiamine

Name auf der Verpackung	deutsche Bezeichnung	Einsatzzweck	Beurteilung
Purified Water	demineralisiertes Wasser	Wasserkomponente, Lösungsmittel, Trägersubstanz für Wirkstoffe	gereinigtes, keimfreies und von Mineralstoffen und Spurenelementen befreites Wasser
Pur-Oba Öl		Ölkomponente	künstlicher Stoff
PVP/VA Copolymer	PVP/VA-Copolymere	Filmbildner in Haarpflegemitteln, -sprays	künstlicher Stoff, kann Restmengen an krebserregendem Benzol enthalten
Pyridoxine HCL, Pyridoxine Dioctanoate	Vitamin B 6 und -Verbindungen	Hautpflegesubstanz	gehört zur Gruppe der B-Vitamine, Zufuhr über die Haut nicht sinnvoll, bei Mangel Bedarf über gezielte Ernährung decken, z. B. grüne Gemüse, Getreidekeimlinge, Eigelb
Pyrogallol		Haarfärbemittel	künstlicher Stoff, zulässige Höchstkonzentration 5 %, Warnhinweis vorgeschrieben: «Nicht zur Färbung von Wimpern und Augenbrauen verwenden. Enthält Pyrogall. Sofort Augen spülen, falls das Erzeugnis mit den Augen in Berührung gekommen ist», vereinzelt allergieauslösend, im Tierversuch schleimhautreizend, in höheren Konzentrationen hautreizend

Name auf der Verpackung	deutsche Bezeichnung	Einsatzzweck	Beurteilung
Quassiawurzel		adstringierender Wirkstoff	natürlicher Stoff aus dem in Südamerika beheimateten Bitterholz
Quaternium-10-Hectorite	Hectorit, quaternisiert	Haarkonditionierer	künstlicher Stoff
Quaternium-15	1-(3-Chloroallyl)-3,5,7-triaza-1-azoniaadamentanchlorid	Konservierungsmittel	künstlicher Stoff, zulässige Höchstkonzentration 0,2 %, allergieauslösend, im Tierversuch in höheren Konzentrationen haut- und schleimhautreizend, spaltet Formaldehyd ab (siehe auch dort)
Quaternium-16	Miramine	Haarkonditionierer	künstlicher Stoff, hautverträglich
Quaternium-18-Bentonite	Bentonit, quaternisiert	Verdickungsmittel	künstlicher Stoff, hautverträglich
Quaternium-52	Pentaoxyethylenstearylammoniumbromid	Haarkonditionierer	künstlicher Stoff
Queckenwurzel			siehe Witch Grass Extract
Quendelextrakt			siehe Wild Thyme Extract
8-Quinolinol			siehe Oxyquinoline Sulfate
Quinine	Chinin	antiseptischer und beruhigender Wirkstoff (nur für Shampoos und Haarlotionen)	künstlicher Stoff, zulässige Höchstkonzentration 0,2 % (in Haarlotionen), 0,5 % in Shampoos, allergieauslösend
Quittenkernschleim		entzündungshemmend	natürlicher Stoff aus den Samen der Quittenfrüchte

Name auf der Verpackung	deutsche Bezeichnung	Einsatzzweck	Beurteilung

Name auf der Verpackung	deutsche Bezeichnung	Einsatzzweck	Beurteilung
Rapeseed Oil	Rapsöl	Fettkomponente	empfehlenswertes, pflanzliches Öl
Rathaniawurzeltinktur		adstringierender Wirkstoff	alkoholischer Auszug aus den in Peru beheimateten Rathaniawurzeln
Red Sandalwood Oil	Sandelholzöl	Duftkomponente, desinfizierend	etherisches Öl aus den Wurzeln des indischen Sandelholzbaumes, kann unter UV-Licht-Einfluß hautschädigend wirken (photoallergen)
Reisstärke		Puderbestandteil, Bindemittel	natürlicher Stoff aus dem Reiskorn
Reiswachs		Fettkomponente, Emulgator (Ersatzstoff für Carnaubawachs)	nachdem das Öl aus dem Reiskorn gepreßt ist, verbleibt ein fester Rest, aus dem durch Lösemittelbehandlung und Bleichen das Reiswachs gewonnen wird
Resorcinol	Resorcin	Haarfärbemittel, für Haarlotionen, Shampoos	künstlicher Stoff, zulässige Höchstkonzentration 5 %, in Haarlotionen und Shampoos 0,5 %, Warnhinweis vorgeschrieben: «Enthält Resorcin. Nach der Anwendung die Haare gut spülen. Nicht zur Färbung von Wimpern und Augenbrauen verwenden. Sofort Augen spülen, falls das Erzeugnis mit den Augen in Berührung gekommen ist», Allergien mög-

Name auf der Verpackung	deutsche Bezeichnung	Einsatzzweck	Beurteilung
			lich, im Tierversuch in höheren Konzentrationen haut- und schleimhautreizend
Retinoic Acid	Vitamin A-Säure		Allergien nicht bekannt, in höheren Konzentrationen hautreizend
Retinol, Retinyl Palmitate, Retinyl Acetate	Vitamin A, Vitamin A-Palmitate, Vitamin A-Acetat	Hautpflegesubstanz	Zufuhr über die Haut nicht sinnvoll, bei Bedarf über gezielte Ernährung decken, z. B. Möhren, grüne Gemüse, Eigelb
Rewoderm LI 420-70			siehe PEG-200 Glyceryl Tallowate
Rewopol HM 14		waschaktive Substanz	künstlicher Stoff, Gemisch aus Natriumlaurylsulfat und Betainen (siehe dort)
Rewoteric AM-2C/NM		waschaktive Substanz	künstlicher Stoff, gut haut- und schleimhautverträglich
Riboflavin			siehe Lactoflavin
Rice Bran Oil	Reiskleieöl	Ölkomponente	pflanzliches Öl
Ricinoleamidopropyl Betain	Rizinolsäurepropylamidobetain	waschaktive Substanz	künstlicher Stoff, siehe auch Betaine
Ringelblumenöl			siehe Calendula Oil
Rizinusöl			siehe Castor Oil
Rosemary Extract	Rosmarintinktur	desinfizierend, durchblutungsfördernd	alkoholischer Auszug aus Rosmarinkraut
Rose Extract	Rosenextrakt	Duftkomponente	alkoholischer Auszug aus Rosenblüten bzw. -blättern
Rosenholzöl		Duftöl	etherisches Öl aus dem Holz des Baumes Aniba Rosaeodora

Name auf der Verpackung	deutsche Bezeichnung	Einsatzzweck	Beurteilung
Rose Oil, Rose Water	Rosenöl, Rosenwasser	Duftkomponenten	empfehlenswerte natürliche Stoffe; bei der Gewinnung des etherischen Rosenöls aus Rosenblütenblättern wird das Rosenwasser frei, dieses ist häufig nur konserviert (Parabene oder Natriumbenzoat) erhältlich
Rosmarinöl		desinfizierend, durchblutungsfördernd	etherisches Öl aus den Blättern und Spitzen des Rosmarins
Roßkastanienextrakt			siehe Horse Chestnut Extract
Rote Bete Saft		Farbstoff	natürlicher, pflanzlicher Stoff
Royal Jelly		Regeneration alternder Haut	natürlicher, von Bienen zur Ernährung der Königin produzierter Stoff, keine langzeitige Verhinderung der Hautalterung

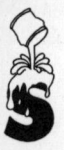

Saccharin		Geschmacksstoff	künstlicher Süßstoff, auch für Lebensmittel zugelassen
Safflower Oil	Distelöl	Ölkomponente	pflanzliches Öl, wirkt als leichter Lichtschutz, wird schnell ranzig
Sage Extract, Sage Oil	Salbeiextrakt, -öl	adstringierend, entzündungs-, schweißhemmend	alkoholischer Auszug bzw. etherisches Öl aus Salbeiblättern

Name auf der Verpackung	deutsche Bezeichnung	Einsatzzweck	Beurteilung
Salicylic Acid	Salicylsäure und ihre Salze z. B. Hexylsalicylat	Konservierungsmittel	künstlicher Stoff, natürliches Vorkommen in Weidenrinde, zulässige Höchstkonzentration 0,5 %, Warnhinweis vorgeschrieben: «Nicht zur Pflege von Kindern unter 3 Jahren verwenden», selten Allergien, im Tierversuch in höheren Konzentrationen haut- und schleimhautreizend
Sandelholzöl			siehe Red Sandalwood Oil
Saponins	Saponine	Schaumbildung in Reinigungsmitteln, Verhinderung des Nachfettens der Haare	natürlicher Stoff, aus Pflanzen isoliert
S-(Carboxymethyl)-L-cystein			künstlicher Stoff, zulässige Höchstkonzentration 1 %, 2 % (für Mittel, die wieder ausgespült werden)
Schachtelhalmtinktur			siehe Horsetail Extract
Schafgarbenextrakt			siehe Yarrow Extract
Schlämmkreide			siehe Calcium Carbonate
Schwefel			siehe Sulfur
SD-Alcohol 39 C			siehe Ethylalcohol
Seidenpulver			siehe Silk Powder
Selenium Disulfide	Selendisulfid	Antischuppenwirkstoff	künstlicher Stoff, zulässige Höchstkonzentration 1 %, Warnhinweis vorgeschrieben: «Enthält Selendisulfid. Kontakt mit Augen und gereizter Haut vermeiden», fördert das Fettigwerden der Haare

Name auf der Verpackung	deutsche Bezeichnung	Einsatzzweck	Beurteilung
Serine	Serin	Hautpflegesubstanz	Eiweißbaustein, aus Seide isoliert
Sesame Oil	Sesamöl	Ölkomponente	empfehlenswertes pflanzliches Öl aus Sesamsamen, wirkt als leichter Lichtschutz
Shea Butter		Fettkomponente, insbesondere für trockene, durch Sonne geschädigte Haut	empfehlenswertes Fett aus den Fruchtkernen des Karité-Baumes, besonders gut zur Pflege trockener, durch Sonne geschädigter Haut
Silica			siehe Hydrated Silica
Silk Powder	Seidenpulver	Lippenstifte, Make-up, Badezusätze, Shampoos, Gesichtspuder	feingemahlene Seide
Silikonöl			siehe Dimethicone
Silver	Silber	Farbstoff	siehe C. I. 77820
Silver Nitrate	Silbernitrat	Färben von Wimpern und Augenbrauen	künstlicher Stoff, zulässige Höchstkonzentration 4%, Warnhinweis vorgeschrieben: «Enthält Silbernitrat. Sofort Augen spülen, falls das Erzeugnis mit den Augen in Berührung gekommen ist», im Tierversuch haut- und schleimhautreizend
Silverweed Extract	Gänsefingerkraut	adstringierend	natürlicher Stoff
Simethicone		Entschäumer	künstlicher Stoff
Sodium Acrylate, Vinyl Alcohol Copolymer	Natriumacrylat-Vinylalkohol-Copolymeres	Feuchtigkeitsregulator für die Haut	künstlicher Stoff, gute Hautverträglichkeit
Sodium Alginat			siehe Alginate

Name auf der Verpackung	deutsche Bezeichnung	Einsatzzweck	Beurteilung
Sodium Aluminium Silicate	Natriumaluminiumsilikat	Wasserenthärter, Putzkörper	künstlich hergestellter Stoff oder als natürliches Mineral vorkommend
Sodium Benzoate			siehe Benzoic Acid
Sodium-Benzophenone-4			siehe Benzophenone-4
Sodium Borate			siehe Boric Acid
Sodium Carbomer 934, 941		Verdickungsmittel	künstliche Stoffe
Sodium Cetearyl Sulfate	Natriumcetylstearylsulfat	Emulgator	künstlicher Stoff, gelegentlich kurzzeitig auftretende Hautreizungen
Sodium Chloride	Natriumchlorid (Kochsalz)	Verdickungsmittel, Badesalze	wird als Siede-, Stein- oder Meersalz gewonnen
Sodium Citrate	Natriumcitrat	Stabilisator	künstlicher Stoff, kann mit Schwermetallen verunreinigt sein
Sodium Cocoate	Natriumcocoat	Waschrohstoff	künstlicher Stoff
Sodium Cocoyl Isethionate	Natriumcocoylisethionat	Seifenherstellung	künstlicher Stoff
Sodium Dehydroacetate			siehe Dehydroacetic Acid
Sodium EDTA			siehe EDTA
Sodium Ethylparaben			siehe Parabene
Sodium Fluoride	Natriumfluorid	Antikarieswirkstoff	künstlicher Stoff, zulässige Höchstkonzentration 0,15 %, Warnhinweis vorgeschrieben: «Enthält Natriumfluorid», diese Fluorverbindung hat die geringste Wirkung von allen Antikarieswirkstoffen
Sodium Hexametaphosphate	Natriumhexametaphosphat	Feuchthaltemittel	künstlicher Stoff

Name auf der Verpackung	deutsche Bezeichnung	Einsatzzweck	Beurteilung
Sodium Hyaluronate			siehe Hyaluronsäure
Sodium Hydrogenphosphat	Natriumhydrogenphosphat	Hilfsstoff zur Verhinderung unerwünschter Reaktionen zwischen den Inhaltsstoffen	künstlicher Stoff
Sodium Hydroxide	Natriumhydroxid	Nagelhautentferner, Entkräuselungsmittel für die Haare, Enthaarungsmittel	aggressiver künstlicher Stoff, zulässige Höchstkonzentration 2–4,5 % in Entkräuselungsmitteln, 5 % in Nagelhautentfernern, Warnhinweis vorgeschrieben: «Kontakt mit den Augen vermeiden. Darf nicht in die Hände von Kindern gelangen»
Sodium Iodate	Natriumjodat	Konservierungsmittel (nur für Produkte, die sofort ausgespült werden)	künstlicher Stoff, zulässige Höchstkonzentration 0,1 %, längere Hauteinwirkung vermeiden
Sodium Lactate	Natriumlactat		siehe Lactic Acid
Sodium Laurate	Natriumlaurat	Emulgator	künstlicher Stoff
Sodium Laureth-11 Carboxylate	Alkylpolyglykolethercarbonsäure, mit Natrium neutralisiert	Herstellung hautfreundlicher Shampoos, Badezusätze	künstlicher Stoff
Sodium Laureth Sulfate	Natriumlaurylethersulfat	waschaktive Substanz	künstlicher Stoff, kann mit krebsverdächtigem Dioxan verunreinigt sein
Sodium Lauroyl Sarcosinate	Natriumlauroylsarkosinat	waschaktive Substanz	künstlicher Stoff
Sodium Lauryl Sulfate	Natriumlaurylsulfat (NLS/Texapon)	waschaktive Substanz, z. B. in Zahncremes und Shampoos)	künstlicher Stoff, Zellgift, bei Verschlucken gesundheitsschädlich, steht im Verdacht das Zahnfleisch

Name auf der Verpackung	deutsche Bezeichnung	Einsatzzweck	Beurteilung
			zu schädigen und die Zähne anfälliger gegen Karies zu machen, stört die Wundheilung, haut- und schleimhautreizend
Sodium Metaphosphate	Natriummetaphosphat	Wasserenthärter	künstlicher Stoff, hautverträglich
Sodium Methyl Paraben			siehe Parabene
Sodium Monofluorphosphate	Natriummonofluorphosphat	Antikarieswirkstoff	künstlicher Stoff, zulässige Höchstkonzentration 0,15 %, Warnhinweis vorgeschrieben: «Enthält Natriummonofluorphosphat», Wirkung beim Zähneputzen umstritten, da Anwendung zu kurz
Sodium Myreth Sulfate	Natriummyristylethersulfat	waschaktive Substanz	künstlicher Stoff
Sodium Myristate	Natriummyristat	Emulgator	künstlicher Stoff
Sodium Nitrite	Natriumnitrat	Rostschutzmittel in Spraydosen	giftiger künstlicher Stoff, zulässige Höchstkonzentration 0,2 %, darf nicht zusammen mit Aminen verwendet werden, sonst Gefahr der Bildung krebserregender Nitrosamine
Sodium Palmitate	Natriumpalmitat	Emulgator	künstlicher Stoff
Sodium PCA	NPC	Feuchthaltemittel, Emulgator	künstlicher Stoff
Sodium Phenate			siehe Phenol
Sodium Phosphate	Natriumphosphat	Begünstigung der Wirkung von Fluoriden in Zahnpasten	künstlicher Stoff
Sodium Propionat			siehe Propionic Acid

Name auf der Verpackung	deutsche Bezeichnung	Einsatzzweck	Beurteilung
Sodium Saccharin			siehe Saccharin
Sodium Salicylate			siehe Salicylic Acid
Sodium Silicoaluminate			siehe Sodium Aluminium Silicate
Sodium Stearate	Natriumstearat	Antioxidans, Emulgator, Seifenherstellung	künstlicher Stoff
Sodium-Sulfo-Rizinoleat	Türkischrotöl	Ölkomponente	chemisch verändertes Rizinusöl
Sodium Thiosulfate	Natriumthio-sulfat	Weißbleichen der Haare, Stabilisator für Seifen, Herstellung von Badesalzen	künstlicher Stoff
SoFi O			siehe 3-(4-Methylbenzyliden) Camphor
SoFi W			siehe 2-Phenylbenzimidazole-5-Sulfonic Acid
Softigen 767			siehe PEG-6 Caprylic, Capric Glycerides
Sojafettsäure-diethanolamid		Emulgator	künstlicher Stoff
Sojalecithin			siehe Lecithin
Sojaöl			siehe Soybean Oil
Soluable Animal Collagen			siehe Collagen
Solvent Red 3			siehe C. I. 12010
Solvent Yellow		gelber Farbstoff (nur für Nagellacke zugelassen)	künstlicher Stoff, zulässige Höchstkonzentration 0,5 %, vorläufig nur bis 31. 3. 92 zugelassen
Sonnenblumenöl			siehe Sunflower Oil
Sonnenhutauszug, -tinktur			siehe Coneflower Extract

Name auf der Verpackung	deutsche Bezeichnung	Einsatzzweck	Beurteilung
Sorbic Acid	Sorbinsäure (und ihre Salze)	Konservierungsmittel	künstlicher Stoff, zulässige Höchstkonzentration 0,6 %, selten Allergien, kann bei empfindlicher Haut Rötungen hervorrufen, im Tierversuch in höheren Konzentrationen haut- und schleimhautreizend
Sorbitanfettsäureester: Sorbitan Oleate, Sorbitan Sesquioleate, Sorbitan Stearate, Sorbitan Laurate	Sorbitanmonooleat, Sorbitansesquioleat, Sorbitanmonostearat, Sorbitanmonolaurat		Bezeichnung für verschiedene künstlich hergestellte Emulgatoren aus Sorbit und Fettsäure, gut hautverträglich
Sorbitol	Sorbit	Feuchthaltemittel für die Haut	künstlicher Stoff, wird als Zuckeraustauschstoff für Diabetiker verwendet
Soyabean Oil	Sojaöl	Ölkomponente	empfehlenswertes, gut hautverträgliches Öl aus Sojabohnen
Speiseemulgator			Bezeichnung für eine Vielzahl verschiedener Emulgatoren, ungenaue Kennzeichnung
Spermacetiwax			siehe Cetyl Palmitate
Spermöl	Walratöl	Ölkomponente	künstlicher Stoff, früher aus dem Tran der Kopfhöhle von Pottwalen
Spiköl		Parfumherstellung: Ersatz für Lavendelöl	etherisches Öl aus den Blüten des «Großen Speicks»
Spirulina Microalgen			siehe Algae Extract
Spleen Extract	Milzextrakt	gegen juckende Reizungen durch Sonnenbrand	natürlicher, tierischer Stoff

Name auf der Verpackung	deutsche Bezeichnung	Einsatzzweck	Beurteilung
Squalane	Squalan	Salbengrundlage	chemisch veränderter, aus Haifischlebertran oder Olivenöl gewonnener Stoff, gut haut- und schleimhautverträglich
Stabilisatoren			Bezeichnung für verschiedene chemische Stoffe, ungenaue Kennzeichnung
Stannous Fluoride	Zinn(II)fluorid	Antikarieswirkstoff	künstlicher Stoff, zulässige Höchstkonzentration 0,15 %, Warnhinweis vorgeschrieben: «Enthält Zinn(II)fluorid», Wirkung beim Zähneputzen umstritten, da Anwendung zu kurz
Stearalkonium Chloride	Benzyldimethylstearylammoniumchlorid	waschaktive Substanz, Haarkonditionierer	künstlicher Stoff
Steareth-(n) (n steht für verschiedene Zahlen)	Polyethylenglykolstearylether	Emulgator	künstlicher Stoff
Stearic Acid	Stearinsäure	Emulgator, Seifenherstellung	Fettsäure, natürliches Vorkommen in fast allen Fetten
Stearin		Emulgator	bei der Fettspaltung anfallendes Gemisch aus verschiedenen Fettsäuren
Stearoxy Trimethylsilane (and) Stearyl Alcohol	Silikonölderivat	Emulgator	künstlicher Stoff, industriell vorgefertigtes Gemisch
Stearyl Alcohol	Stearylalkohol	Emulgator	künstlicher Stoff
Stearyl Heptanoate	Pur-Cellin	Fettkomponente	künstlicher Stoff, gut hautverträglich
Steinkohleteerlösung		Behandlung von Hautkrankheiten, Ekzemen	künstlicher Stoff, enthält krebserregende Kohlenwasserstoffe wie Benzol, sollte nur nach Anweisung

Name auf der Verpackung	deutsche Bezeichnung	Einsatzzweck	Beurteilung
			eines Hautarztes benutzt werden
Stiefmütterchen-extrakt			siehe Sweet Violet Extract
Stinging Nettle Extract	Brennesselex-trakt	durchblutungs-fördernd	wäßriger bzw. alkoholi-scher Auszug aus Brennes-selblättern
Strontiumsalze		nur für Mund-pflegemittel zu-gelassen	künstlicher Stoff, zulässige Höchstkonzentration 3,5 %
Sucrose	Saccharose	Geschmacksstoff	chemische Bezeichnung für Rohr- und Rübenzuk-ker
Süßholzauszug			siehe Liquorice Extract
Sulfated Castor Oil	Rizinusölsulfo-nat	Fettkomponente	chemisch verändertes Rizinusöl
Sulfated Castor Oil (and) Lecithin (and) Propylene Glycol (and) PEG-12 Oleate	Lecithinderivat	Emulgator	künstlicher Stoff, indu-striell vorgefertigtes Ge-misch
3-(4'-Sulfo)benzy-liden-bornem-2-on		Lichtschutzfilter	künstlicher Stoff, zulässige Höchstkonzentration 6 %, vorläufig zugelassen bis 31.12.1992, da ge-sundheitliche Sicherheits-prüfungen nicht abge-schlossen, vereinzelt aller-gieauslösend
Sulfosuccinate	Sulfobernstein-säureester	waschaktive Sub-stanz	künstlicher Stoff
Sulfur	Schwefel	hornhauterwei-chender und des-infizierender Wirkstoff, Ver-minderung der Hauttalgbildung	natürlicher Stoff, dringt in die Haut ein, bei kranker Haut kann zuviel aufge-nommen werden, dann bedenklich

Name auf der Verpackung	deutsche Bezeichnung	Einsatzzweck	Beurteilung
Sunflower Oil	Sonnenblumenöl	Ölkomponente	empfehlenswertes pflanzliches Öl
Sunset Yellow			C.I. 15985
Sweet Almond Oil	Mandelöl, süß	Ölkomponente	sehr empfehlenswertes, hautverträgliches Öl aus süßen Mandelkernen, insbesondere zur Babypflege
Sweet Violet Extract	Stiefmütterchen-extrakt	Wundheilung	alkoholischer Auszug aus Stiefmütterchenblüten, empfehlenswert bei rissiger, trockner Haut und bei Akne
Talc	Talkum	Pudergrundstoff, physikalischer Lichtschutz	natürlicher, mineralischer Stoff, ungeeignet für Wundpuder, da es in kleinen Hautrissen und wunder Haut haften bleiben und mit Asbest verunreinigt sein kann, bei Verwendung nicht einatmen
Tallow Acid	Talgfettsäuren	Grundstoff für Emulgatoren, Waschmittel	aus Rindertalg gewonnene Fettsäuren
Tallow Alcohol			siehe Cetearyl Alcohol
Tallowamphopolycarboxyglycinate		waschaktive Substanz	künstlicher Stoff
Tannin		in Antitranspirantien, bei Sonnenbrand, blutstillendes Mittel	pflanzlicher Stoff aus türkischen oder chinesischen Zweiggallen

Name auf der Verpackung	deutsche Bezeichnung	Einsatzzweck	Beurteilung
Tartaric Acid	Weinsäure	Gesichts-, Rasierwässer, Haarspülungen	natürlicher Stoff aus Weinstein
TEA-Coco-Hydrolyzed Animal Protein		waschaktive Substanz	künstlicher Stoff
TEA Lactate	Triethanolaminlactat	Emulgator	künstlicher Stoff, siehe auch Triethanolamine
TEA Lauryl Sulfate	Triethanolaminlaurylsulfat	waschaktive Substanz	künstlicher Stoff
Tegin			siehe Glycerinfettsäureester
Tegobetain L 7			siehe Betaine
Tegomuls 90 S		Emulgator	wird aus Stearinsäure hergestellt
Tetra Sodium EDTA	Tetranatriumethylendiamintetraacetat	Komplexbildner	künstlicher Stoff
Tetra Sodium Pyrophosphate	Tetranatriumpyrophosphat	Wirkstoff gegen Zahnsteinneubildung	künstlicher Stoff
Texapon			siehe Sodium-Lauryl Sulfate
Thermalwasser			bedeutet lediglich, daß das Wasser bei der Herstellung warm war
Thiamine HCL		Hautpflegesubstanz	Vitamin B 1-Verbindung, Zufuhr über die Haut nicht sinnvoll, bei Mangel Bedarf über gezielte Ernährung decken, z. B. Vollkornprodukte, Nüsse, Fleisch
Thioglycolic Acid	Thioglykolsäure	Enthaarungs-, Kräuselungsmittel	aggressiver, künstlicher Stoff, zulässige Höchstkonzentration 8 %, Warnhinweis vorge-

Name auf der Verpackung	deutsche Bezeichnung	Einsatzzweck	Beurteilung
			schrieben: «Nicht in Reichweite von Kindern aufbewahren», schädigt den Säureschutzmantel der Haut, selten Allergien
Thiomersal			siehe Ethylquecksilber-(II)-thiosalicylsäure
Thyme Extract, Oil	Thymianextrakt, -öl	antibakterieller Wirkstoff	alkoholischer Auszug bzw. etherisches Öl aus Thymianblüten und -blättern, vereinzelt allergieauslösend
Titanium Dioxide			siehe C. I. 77891
Tocopherol	Tocopherol (Vitamin E)	Antioxidans	wird meistens künstlich hergestellt, Zufuhr über die Haut nicht sinnvoll, bei Mangel, Bedarf über gezielte Ernährung decken, z. B. Nüsse, Speiseöle
Tocopherol Oil	Tocopherolöl	Ölkomponente	0,4 % Tocopherol in Sojaöl gelöst
Tocopheryl Acetate, Tocopheryl Nicotinate	Tocopherylacetat, Tocopherylnicotinat	Antioxidans	Vitamin E-Verbindungen
Toluene	Toluol	Lösungsmittel, z. B. in Nagellacken	krebsverdächtiger, künstlicher Stoff, beim Einatmen in größeren Mengen gefährlich, steht auf der Liste der gesundheitsschädlichen Arbeitsstoffe, gehört zu der Gruppe der gefährlichen aromatischen Kohlenwasserstoffe, müßte verboten werden
Toluenesulfonamide, Formaldehyde Resin			siehe Toluene, enthält zusätzlich Formaldehyd
(o-, m-, p-) Toluylendiamine		Oxidations-Haarfärbemittel	künstliche Stoffe, zulässige Höchstkonzentration

Name auf der Verpackung	deutsche Bezeichnung	Einsatzzweck	Beurteilung
			6%, allergieauslösend, Warnhinweis vorgeschrieben: «Erzeugnis kann eine allergische Reaktion hervorrufen. Vorherige Allergieprobe ratsam. Nicht zur Färbung von Wimpern und Augenbrauen verwenden.», dringen in die Haut ein, im Tierversuch krebserregend.
Tonerde	Aluminiumoxid	Zahnpulver, Puder, Hautwaschmittel	natürlicher, mineralischer Stoff, nach Diamant der härteste natürliche Stoff
Tormentill Extract/Tinktur		gegen Schleimhautentzündungen in Mundpflegemitteln	alkoholischer Auszug aus Tormentillwurzeln
Tragant		Binde-, Verdickungsmittel in Zahnpasten, Haftpulver für Prothesen	natürlicher Stoff aus der Stammrinde von Astragalus gummifer-Arten
Traubenkernöl			siehe Grape Seed Oil
Triceteareth-4-Phosphate	Triceteareth-4-Phosphat	Emulgator	künstlicher Stoff
Trichlorethane	1,1,1-Trichlorethan	Treibgas für Sprays	künstlicher Stoff, zulässige Höchstkonzentration 35%, Warnhinweis vorgeschrieben: «Nicht gegen Flamme oder glühende Gegenstände sprühen», vorläufig zugelassen zur Verarbeitung bis 31.12.1991, Verkauf der Produkte bis 31.12.1993
Triclocarban	Triclocarbonum	Konservierungsmittel	künstlicher Stoff, zulässige Höchstkonzentration 0,2%, kann mit dem krebserregendem Benzol

Name auf der Verpackung	deutsche Bezeichnung	Einsatzzweck	Beurteilung
			verunreinigt sein, selten Allergien
Triclosan	2,4,4'-Trichlor-2'-hydroxydiphenylether	Konservierungsmittel («Bakterienkiller» im Deodorant)	künstlicher Stoff, zulässige Höchstkonzentration 0,3 %, umweltbelastende Herstellung, kann krebserregende Dioxine und Furane enthalten
Triethanolamine	Triethanolamin	waschaktive Substanz, Emulgator	künstlicher Stoff, kann geringe Mengen freies Diethanolamin enthalten (Gefahr der Bildung krebserregender Nitrosamine), im Tierversuch nierenschädigend und hautreizend
Triethyl Citrate	Triethylcitrat	Intimsprays	künstlicher Stoff
Triisononanoin		Emulgator	künstlicher Stoff
Trilaureth-4 Phosphate		Emulgator	künstlicher Stoff
Trilaurin	Glycerintrilaurat	Fettkomponente	künstlicher Stoff
Trimethyl Behenyl Ammonium Chloride	Incroquat Behenyl TMC	Herstellung von Haarkuren, -spülungen	künstlicher Stoff, sehr gute Haut- und Schleimhautverträglichkeit
Trisodium EDTA	Trinatriumethylendiamintetraacetat (EDTA)	Komplexbildner	künstlicher Stoff
Trisodium HEDTA	Trinatrium HEDTA	Komplexbildner zur Verhinderung von Verfärbungen in Kosmetika	künstlicher Stoff
Türkischrotöl			siehe Sodium-Sulfo-Rizinolea
Tween 80			siehe Polysorbate 80

Name auf der Verpackung	deutsche Bezeichnung	Einsatzzweck	Beurteilung
Ultrafil	Filter für UVA-, UVB-Strahlen	Lichtschutzfilter	sehr ungenaue Bezeichnung für eine Vielzahl unterschiedlicher Lichtschutzfilter
Ultramarine Blue			siehe C. I. 77007
Ultramarine Red			siehe C. I. 77007
Ultramarine Violet			siehe C. I. 77007
Undecylenic Acid	10-Undecylensäure	Konservierungsmittel	künstlicher Stoff, zulässige Höchstkonzentration 0,2 %, vereinzelt allergieauslösend, im Tierversuch in höheren Konzentrationen haut- und schleimhautreizend
Undecylenamid DEA	Undecylensäurediethanolamid	waschaktive Substanz	künstlicher Stoff, kann mit freiem DEA verunreinigt sein, (Gefahr der Bildung krebserregender Nitrosamine)
Urea	Harnstoff	Feuchthaltemittel für die Haut, wundheilender Wirkstoff	künstlicher Stoff, erhöht die Wasserbindung in der Hornhaut
Urocanic Acid	3-Imidazol-4-ylacrylsäure	Lichtschutzfilter	künstlicher Stoff, zulässige Höchstkonzentration 8 %

Name auf der Verpackung	deutsche Bezeichnung	Einsatzzweck	Beurteilung

Vanilleextrakt, -tinktur		Geschmacksstoff	natürlicher, pflanzlicher Stoff
Vanillin		Geschmacksstoff	künstlicher Stoff, natürliches Vorkommen in Vanilleschoten (bis 2 %)
Vaseline			siehe Petrolatum
Vaselinöl			siehe Paraffinöl
Vat Red 1			C. I. 73360
Verveineöl			siehe Eisenkrautöl
Vetiveröl		Duftöl	etherisches Öl aus der Pflanze Vetiveria
Vinylpyrrolidone, Styrene Copolymer		Trübungsmittel, Filmbildner	künstlicher Stoff
Vitamin A			siehe Retinol
Vitamin B			siehe Thiamine HCL, Pyridoxine HCL
Vitamin C			siehe Ascorbic Acid
Vitamin D	Calciferole	Hautpflegesubstanz	Zufuhr über die Haut nicht sinnvoll, bei Mangel Bedarf über gezielte Ernährung decken, z. B. Pilze, Eigelb, Butter
Vitamin E			siehe Tocopherol
Vitamin H	Biotin	Hautpflegesubstanz	Zufuhr über die Haut nicht sinnvoll, bei Mangel, Bedarf über gezielte Ernährung decken, z. B. Blumenkohl, Leber, Hefe

Name auf der Verpackung	deutsche Bezeichnung	Einsatzzweck	Beurteilung
Vitamin K	Phyllochinone	Hautpflegesubstanz, bei Zahnfleischbluten	Zufuhr über die Haut nicht sinnvoll, bei Mangel, Bedarf über gezielte Ernährung decken, z. B. Spinat, Grünkohl

Wacholderextrakt, öl			siehe Juniper Extract
Wacholderteer		entzündungshemmend, juckreizstillend	zähflüssige Masse, die dem Holz des Wacholders entnommen wird
Walnußblätterextrakt		adstringierender Wirkstoff	alkoholischer Auszug aus Walnußblättern
Walnußschalenextrakt		Haartönungsfarbe, in Sonnenschutzmitteln, um gelblichen Farbton auf der Haut zu korrigieren	wird aus den noch grünen Walnüssen gewonnen
Walnußöl		Ölkomponente	pflanzliches Öl aus Walnüssen
Walratersatz (Walrat, artific.)			siehe Cetyl Palmitate
Water	Wasser	Wasserkomponente, Lösungsmittel, Trägersubstanz für Wirkstoff	meist verwendeter und billigster Rohstoff für die Industrie, schnelle Verdunstung auf der Haut
Wegerichextrakt		wundheilend, blutstillend, antibakteriell	alkoholischer, wäßriger Auszug aus Spitzwegerichkraut

Name auf der Verpackung	deutsche Bezeichnung	Einsatzzweck	Beurteilung
Weidenrindenextrakt		leicht konservierender und adstringierender Wirkstoff	natürlicher Stoff, enthält Salicylsäure
Weingeist			siehe Ethyl Alcohol
Weinsäure			siehe Tartaric Acid
Weißdornbeeren-, -blütenextrakt		krampflösender Stoff, Herz- und Kreislaufmittel	natürlicher Stoff aus Weißdornbeeren, -blüten
Weißklee-Extrakt			siehe Clover Extract
Weißöl			siehe Paraffinöl
Weizenkeimextrakt			siehe Wheat Germ Extract
Wheat Bran Extract	Weizenkleieextrakt	Hautpflegesubstanz für Gesichtspackungen, Haarkuren	Konzentrat aus Weizenkleie
Wheat Germ Extract	Weizenkeimextrakt	Hautpflegesubstanz	Konzentrat aus Weizenkeimen
Wheat Germ Oil	Weizenkeimöl	Ölkomponente	empfehlenswertes pflanzliches Öl aus Weizenkeimen, gut bei trockener und spröder Haut
Wheat Hazel Extract, Distillate	Hamameliswasser	entzündungshemmender, adstringierender Wirkstoff	natürlicher Stoff aus den Blättern des mexikanischen Zaubernußstrauches
Wheat Starch	Weizenstärke	Pudergrundlage	natürlicher Stoff aus Weizenkörnern
White Lily Extract	Lilienextrakt	beruhigend	natürlicher, pflanzlicher Stoff
Wild Thyme Extract	Quendelextrakt	durchblutungsfördernd, beruhigend	natürlicher, pflanzlicher Stoff
Wintergrünöl		antiseptisch	etherisches Öl aus einer

Name auf der Verpackung	deutsche Bezeichnung	Einsatzzweck	Beurteilung
			immergrünen in Nordamerika beheimateten Erikapflanze
Witch Grass Extract	Queckenwurzelextrakt	bei Hautreizungen, unreiner Haut	natürlicher, pflanzlicher Stoff
Wollfett			alte Bezeichnung für Wollwachs, siehe Lanolin
Wollwachs			siehe Lanolin
Wool Wax Alcohols	Wollwachsalkohole	Emulgator	natürlicher Stoff aus Lanolin, gute Hautverträglichkeit, selten Allergien
Wundkleeauszug		Wundheil-, Haarpflegemittel	natürlicher Stoff

Xanthan Gum	Xanthan	Bindemittel	wird aus der zuckerhaltigen Lösung von Pflanzen gewonnen
Xylit		Süßungsmittel für Zahn- und Mundpflegemittel	künstlicher Stoff, wird als Zuckeraustauschstoff für Diabetiker verwendet

Yarrow Extract, Oil	Schafgarbenextrakt, -öl	antibakterieller, entzündungshemmender und entkrampfender Wirkstoff	alkoholischer Auszug aus Schafgarbenkraut (Extrakt) bzw. etherisches Öl aus Schafgarbenblüten, kann Allergien auslösen

Name auf der Verpackung	deutsche Bezeichnung	Einsatzzweck	Beurteilung
Yeast			englische Bezeichnung für Hefe, siehe Hefeextrakt
Ylang-Ylang Oil		Duftöl	etherisches Öl aus den Blüten des Maccarstrauches, vereinzelt Allergien möglich, künstliches Öl nicht allergieauslösend
Ysop Öl		Gurgel- und Augenwässer	etherisches Öl aus dem im Mittelmeergebiet beheimateten Ysopkrautes

Zahnweiß M	Natriummetaphosphat	Putzkörper	künstlicher Stoff
Zedernholzöl		desodorierendes, beruhigendes Duftöl	etherisches Öl aus Zedernholz
Zellulosederivat			ungenaue Kennzeichnung für verschiedene Stoffe aus chemisch veränderter Cellulose, siehe auch Carboxymethylcellulose
Zetesol 856 T			siehe MIPA-Laureth Sulfate (and) Cocamidopropyl Betaine
Ziegenmilch		Hautpflegesubstanz	natürlicher Stoff
Zimtöl		Duftöl	etherisches Öl aus den Blättern der Pflanze Cinnamomum cassia
Zimtsäure		Konservierungsmittel	künstlich hergestellter Stoff, natürliches Vorkommen in Balsamen und

Name auf der Verpackung	deutsche Bezeichnung	Einsatzzweck	Beurteilung
			Harzen, z. B. im Perubalsam, Kolophonium, ähnliche Eigenschaften wie Benzoesäure
Zimtsäurederivate			siehe Octyl Methoxycinnamate
Zinc Omadine	Zinksalz	Grundstoff für Puder, wirkt entzündungshemmend und adstringierend	künstlicher Stoff, zulässige Höchstkonzentration 1 %, vereinzelt allergieauslösend, im Tierversuch in höheren Konzentrationen schleimhautreizend
Zinc Oxide	Zinkoxid	entzündungshemmender, adstringierender, kühlender Wirkstoff, z. B. in Babycremes gegen wunde Haut, physikalischer Lichtschutz	künstlicher Stoff, fördert die Hautneubildung, kann bei langfristiger Anwendung zu Rauhheit und Rötung führen
Zinc Phenolsulfonate	Zinkphenolsulfonat	Antitranspirant	künstlicher Stoff, zulässige Höchstkonzentration 6 %, Warnhinweis vorgeschrieben: «Kontakt mit den Augen vermeiden, da schleimhautreizend»
Zinc Pyrithione	2-Zinksulfidopyridin-N-oxid	Konservierungsmittel, Antischuppenwirkstoff (nur für Mittel, die sofort ausgespült werden, für Mundpflegemittel verboten)	künstlicher Stoff, zulässige Höchstkonzentration 0,5 %, vereinzelt allergieauslösend, fördert das Fettigwerden der Haare, Zellbildung auf der Kopfhaut wird gehemmt, Wirkung setzt ca. 14 Tage nach Anwendung ein, nach Abbruch der Behandlung treten Schuppen wieder auf, keine Heilung des Schuppenbefalls

Name auf der Verpackung	deutsche Bezeichnung	Einsatzzweck	Beurteilung
Zinc Stearate	Zinkstearat	Verdickungsmittel, desodorierender und adstringierender Puderbestandteil	künstlicher Stoff, kann von der Haut aufgenommen werden, in größeren Mengen bedenklich, Reizung der Atemwege durch Einatmen
Zitronengelb E 104			irreführende Kennzeichnung, siehe C. I. 19140
Zitronenöl			siehe Citronenöl
Zitronensäure			siehe Citric Acid
Zuckerkuleur	(E 150 bei Lebensmitteln)	brauner Farbstoff	wird durch die Erhitzung von Zucker gewonnen
Zuckertenside		waschaktive Substanzen	chemisch veränderte Zucker- und Fettverbindungen, gute Hautverträglichkeit, wirken wenig entfettend
Zypressenöl		Duftöl	etherisches Öl aus Blättern und Zweigen von Zypressen

2. Kosmetik-Kauf – Hinweise für Verbraucher

Beim Kauf von Kosmetika ist es nicht nur wichtig, die Inhaltsstoffe zu kennen. Ebensowichtig für die Beurteilung von Kosmetika und deren Nutzen ist zu wissen, welche Wirkstoffe in Kosmetika wirkungslos, überflüssig oder gar schädlich sind.

Damit Sie bei der Auswahl Ihrer Kosmetika gezielter vorgehen können, geben wir Ihnen im folgenden noch einige grundlegende Produkt-Informationen, die Ihnen den Einkauf erleichtern sollen.

Anti-Schuppen-Shampoos

Bei den Inhaltsstoffen von Anti-Schuppen-Shampoos sind die Substanzen wichtig, die hemmend auf die Neubildung von Zellen wirken. Diese Wirkstoffe, z.B. Piroctone Olamine oder Selenium Disulfide, verringern die Schuppenbildung auf der Kopfhaut. Da Haare von den Blutgefäßen unter der Kopfhaut ernährt werden, sind Zusätze in Shampoos, die eine Ernährung von außen bewirken sollen, sinnlos.

Babypflegemittel

Die Haut eines Babys ist zehnmal dünner als die eines Erwachsenen. Sie verliert auch schneller Feuchtigkeit. Um die empfindliche Babyhaut nicht zu reizen, sollten Sie Pflegeprodukte bevorzugen, die frei von Farb-, Duft- und Konservierungsstoffen sind. Da die Hersteller von Babypflegeprodukten nur sehr milde Tenside sowie rückfettende und feuchtigkeitsspendende Hautpflegesubstanzen verwenden, können auch Erwachsene mit empfindlicher Haut diese Produkte benutzen.

Deos und Antitranspirantien

Der Unterschied zwischen beiden Produktgruppen läßt sich nur anhand der Inhaltsstoffe erkennen. Die Wirkstoffe in Deos hemmen die bakterielle Zersetzung des Schweißes und damit eine Geruchsbildung. Relativ milde Inhaltsstoffe sind z. B. Dodecatrienol (Farnesol), Sage Extract (Salbeiextrakt) oder SD Alkohol 39C. Triclosan oder Zinc Phenolsulfate sind gesundheitlich bedenklich und sollten in Deos nicht enthalten sein.

Antitranspirantien sind regelrechte Schweißstopper. Sie verstopfen die Schweißdrüsen und hemmen die Schweißentstehung. Antitranspirant-Wirkstoffe sind Aluminiumchlorohydrate (Aluminiumhydroxychlorid) und Aluminium-Zirkonium-Hydroxo-Chloridhydrate. Ihre Wirksamkeit ist erwiesen, Hautreizungen oder Allergien allerdings nicht ausgeschlossen.

Haarfärbemittel

Haarfärbemittel gehören zu den problematischen Kosmetika, da viele Produkte Farbstoffe enthalten, die als Allergieauslöser bekannt und teilweise krebsverdächtig sind. Diese Stoffe finden Sie in unserem «Lexikon» nicht unter der Abkürzung C. I. (Color Index), sondern unter ihrem chemischen Namen. Es handelt sich um chemische Verbindungen, die erst auf den Haaren ihre Farbe entwickeln.

Haar- oder Kopfhautschäden sind bei ständigem Haarefärben nicht auszuschließen. Wer dauerhaft seine Haare färbt, sollte die Behandlung beim Friseur durchführen lassen, um Anwendungsfehler zu umgehen. Haarfarben, die im «Lexikon» als krebsverdächtig eingestuft werden (z. B. m-/p- Phenylendiamine), sollten Sie meiden.

Hautcremes

Unsere Haut wächst von innen nach außen. Die obere Schicht, Epidermis oder Hornschicht genannt, wird alle 4 Wochen neu gebildet. Die Versorgung mit Sauerstoff sowie anderen wichtigen Bausteinen (z. B. Eiweiß, Vitaminen und Mineralstoffen) erfolgt von innen, hauptsächlich über die Blutgefäße. Die Haut kann von außen nicht ernährt werden.

Liposome, Collagene, Elastine oder Placentaextrakte können keine beschädigten Hautzellen reparieren oder Alterserscheinungen stoppen, obwohl das häufig in Werbeanzeigen behauptet wird. Auch Vitaminzusätze in Cremes sind ohne kosmetischen Nutzen. Bisher konnte eine «Anti-Falten-Wirkung» von keinem kosmetischen Rohstoff eindeutig nachgewiesen werden.

Wichtiger als die Anwendung von «Wunderwirkstoffen» ist die richtige Pflege der Haut. Diese sollte auf den individuellen Hauttyp abgestimmt werden.

Hauttyp	Merkmale der Haut	Hautpflege
normale Haut	feinporig, glatt, geschmeidig ohne Fettglanz, Feuchtigkeitsgehalt ausgewogen	keine gesonderte Pflege erforderlich
trockene, schuppige Haut	dünn, rauh, matt und glanzlos, zu wenig Feuchtigkeit und Hautfett, neigt zu Spannungen und Juckreiz	überwiegend fetthaltige Cremes; der Fettfilm bewirkt, daß weniger Wasser aus der Haut verdunstet. Benutzen Sie am besten Wasser-in-Öl-Emulsionen, bei denen Fette an erster Stelle der Inhaltsstoffe stehen. Wasserhaltige Cremes, bei denen Wasser die Liste der Inhaltsstoffe anführt, sind nicht empfehlenswert, da sie die Haut nicht vor Wasserverlusten schützen. Feuchthaltemittel regulieren den Wasserhaushalt der Haut und können Feuchtigkeitsverluste ausgleichen.
unreine, fettige Haut	dick, kräftig, teilweise glänzend, weil Talgdrüsen zuviel Fett produzieren, teilweise Mitesser und Pickel, wenn Hautfett die Poren verstopft	Dünnflüssige Öl-in-Wasser-Emulsionen mit wenig Fett verwenden. Haut schonend entfetten und durch beruhigende Wirkstoffe versuchen, die Talgdrüsenproduktion einzuschränken. Bei Pickeln und Mitessern desinfizierende Substanzen benutzen, damit es nicht zu Entzündungen kommt.
Mischhaut (bezieht sich nur auf das Gesicht)	Stirn, Nase und Kinn fettige Haut, Wangen normale oder trockene Haut	Hautpartien dem Hauttyp entsprechend gesondert pflegen und dadurch Hautunterschiede ausgleichen.
empfindliche, nervöse Haut	anfällig gegenüber Umwelteinflüssen (z.B. Streß und Luftverschmutzung), möglicherweise Rötungen, Spannungsgefühle und Juckreiz.	Alle hautreizenden Stoffe, z.B. Konservierungsstoffe oder Haarentfernungscremes, möglichst meiden. Cremes mit entzündungshemmenden Wirkstoffen verwenden.

allergiegefähr-dete Haut	herabgesetzte Immun-abwehr, bei allergischen Reaktionen Juckreiz, Schwellungen, Ekzeme, Quaddeln oder Bläs-chen.	Hautkontakt mit allergieauslösen-den Substanzen vermeiden (z. B. Duft-, Farb-, Konservierungsstoffe oder Lichtschutzfilter)

Suchen Sie die Beurteilungen der Inhaltsstoffe Ihrer Creme aus dem «Lexikon der Kosmetik-Inhaltsstoffe» heraus. Welche Fette die Haut pflegen oder welche Stoffe entzündungshemmend wirken, können Sie dem entnehmen.

Wichtig ist auch die Reihenfolge der Inhaltsstoffe auf der Kosmetik-Verpackung. Wenn wertgebende Substanzen, zum Beispiel Allantoin gegen rauhe Haut oder Urea (Harnstoff) als Feuchthaltemittel bei trok-kener Haut, an hinterer Stelle unmittelbar vor den Duft- und Farbstof-fen in der Auflistung stehen, kann nicht viel von ihnen in der Creme enthalten sein.

Lidschatten

Die Grundbestandteile von Lidschatten sind Farbstoffe, Puder, Fette, Filmbildner, Bindemittel und Konservierungsstoffe. Geschwollene, ge-rötete oder schuppige Lider können ein Hinweis darauf sein, daß die Farb- oder Konservierungsstoffe nicht vertragen werden. Die Haut in der Augenregion ist sehr empfindlich. Probleme mit Augenkosmetika haben insbesondere Frauen mit trockener Haut.

Allergien kommen am häufigsten bei grünen Farbtönen vor. Produkte mit weniger allergenen Farbstoffen oder milderen Konservierungsstof-fen können bei diesen Problemen Abhilfe schaffen.

Lippenstifte

Wer seine Lippen täglich bemalt, «verspeist» ca. einen Stift pro Jahr, da Lippenstiftbestandteile beim Essen und Reden zwangsläufig in den Mund gelangen. Knapp 10 % eines Lippenstiftes bestehen aus Farbpig-menten und Farblacken. Die farbgebenden Substanzen sollten gesund-heitlich unbedenklich sein, vergleichen Sie die Color-Index-Nummern (C. I.) auf der Verpackung mit den gesundheitlichen Beurteilungen im «Lexikon der Kosmetik-Inhaltsstoffe».

Pflegestifte für die Lippen sind meistens ungefärbt und enthalten ca.

70 % Fett, um die Lippen vorm Austrocknen zu schützen. Auf der Liste der Inhaltsstoffe sollte jedoch kein Glycerin stehen. Glycerin bildet einen klebrigen Film und entzieht der empfindlichen Lippenhaut Wasser. Lanolin, Beeswax (Bienenwachs) oder Peanut Oil (Erdnußöl) als Fettkomponenten in Pflegestiften sind geeignetere Fette, um einen Feuchtigkeitsverlust der Lippen zu verhindern. Sie entziehen der Lippenhaut kein Wasser, sondern bilden einen schützenden Film.

Nagellacke

Jeder Nagellack besteht zu ca. 80 % aus Lösungsmitteln, die nach dem Auftragen verdunsten. Da die Lösungsmittel beim Bemalen der Nägel teilweise auch eingeatmet werden, sollte es sich nicht um bedenkliche Stoffe wie Toluene oder Formaldehyde handeln. Nach der Anwendung von Nagellack verbleiben Farbstoffe, Weichmacher und Filmbildner auf dem Nagel zurück. Vitaminzusätze oder Proteinverbindungen sind überflüssig, weil der Nagel aus einer Hornplatte besteht, die von außen nicht ernährt werden kann.

Seifen

Seifen sind stark alkalisch und zerstören den Säureschutzmantel der Haut, der allerdings im Normalfall nach ca. ½ Stunde wieder aufgebaut wird. Trotzdem sind rückfettende Stoffe, z. B. Lanolin oder Cocoa Butter (Kakaobutter), wichtig, weil die Haut dadurch schonender gereinigt wird und den Säureschutzmantel schneller wieder aufbauen kann.

Für teurere Seifen mit Honig, Kräuterauszügen oder Pflanzenbestandteilen brauchen Sie kein zusätzliches Geld auszugeben, weil Seife gleich wieder abgewaschen wird und die Einwirkzeit dieser Stoffe auf der Haut zu kurz ist.

Seifenfreie Produkte zum Waschen

Flüssigseifen, auch Syndets genannt, sind seifenfrei und dem pH-Wert der Haut angeglichen. Der Säureschutzmantel wird bei ihrer Anwendung nicht zerstört, allerdings wird die Haut entfettet. Das ist bei fetter Haut günstig. Bei trockener Haut können Syndets dazu führen, daß diese noch trockener wird. Daher sollten die Waschrohstoffe, die auf der Inhaltsstoffliste stehen, möglichst hautverträglich sein, z. B. Betaine oder Genamin KDM.

Sonnenschutzmittel

Bei Sonnenschutzmitteln ist der Lichtschutzfaktor von entscheidender Bedeutung. Es ist wichtig, daß zwei Lichtschutzfaktoren in jedem Produkt enthalten sind – ein Wirkstoff gegen UVA-Strahlen und ein Wirkstoff gegen UVB-Strahlen. Viele Sonnenschutzmittel schützen nur vor UVB-Strahlen, dabei können auch UVA-Strahlen zur vorzeitigen Hautalterung (Falten, Pigmentveränderungen) führen und das Risiko für Hautkrebserkrankungen erhöhen.

Die Höhe des Lichtschutzfaktors gibt Auskunft darüber, wie lange man ohne Sonnenbrand in der Sonne bleiben kann. Dafür ist es von Bedeutung, die sogenannte «Eigenschutzzeit» zu kennen. Das ist die Zeit, die man normalerweise in der Sonne verbringen kann, ohne einen Sonnenbrand zu bekommen.

Helle Hauttypen (z. B. Sommersprossen, blonde Haare, blaue Augen) sollten insbesondere am Anfang eines Urlaubs Sonnenschutzmittel mit hohen Lichtschutzfaktoren verwenden. Ohne Schutz können diese Personen nur 5 bis 20 Minuten in der Sonne bleiben, dann bekommen sie einen Sonnenbrand, der auch immer mit einer Hautschädigung einhergeht.

Die angebotenen Lichtschutzfaktoren reichen von 2 bis 20. Sie können selbst errechnen, wie lange Sie damit in der Sonne bleiben können. Beispiel: Wer entsprechend seinem Hauttyp 20 Minuten ungeschützt in der Sonne verbringen kann, ohne einen Sonnenbrand zu bekommen, der kann mit einem Lichtschutzmittel mit Faktor 8 achtmal so lange in der Sonne bleiben, also knapp 3 Stunden.

Leider sind die Lichtschutzfaktoren in Sonnencremes, -gels, -ölen oder -milchen nicht immer risikolos, da es sich um künstliche, chemische Verbindungen handelt. Ihr Schutz vor UV-Strahlung kann vereinzelt mit Unverträglichkeitsreaktionen auf der Haut einhergehen. Je höher der Lichtschutzfaktor ist, um so mehr Filtersubstanzen enthält das Produkt. Bei empfindlicher Haut oder Neigung zu Allergien sollten Sie lieber den Aufenthalt in der Sonne einschränken, anstatt der Haut ein Sonnenschutzmittel mit hohem Lichtschutzfaktor zuzumuten.

Wimperntuschen

In Werbeanzeigen werden «vollere», «dichtere» oder gar «verlängerte» Wimpern durch die Anwendung von Wimperntusche versprochen. Aber Wimpern werden durch das Antuschen weder vermehrt

Hauttyp / Merkmale	Verteilung in Mitteleuropa	Reaktionen auf die Sonne	«Eigenschutzzeit» in der Sonne
Typ I: auffallend hell, Sommersprossen, stark rötliche Haare, Augen meist blau, selten braun, Brustwarzen sehr hell	Keltischer Typ (2 %)	Sonnenbrand immer schwer und schmerzhaft, keine Bräunung, Rötung, nach 1–2 Tagen weiß, Haut schält sich	5–10 Minuten
Typ II: Haut etwas dunkler als I, Sommersprossen selten, Haare blond bis braun, Augen: blau, grau, grün, Brustwarzen hell	Hellhäutiger Europäer (12 %)	Sonnenbrand immer schwer und schmerzhaft, kaum Bräunung, Haut schält sich	10–20 Minuten
Typ III: Haut hell bis hellbraun, frisch, keine Sommersprossen, dunkelblonde bis braune Haare, Augen: grau, braun, Brustwarzen: dunkler	Dunkelhäutiger Europäer (78 %)	Sonnenbrand seltener, mäßig, durchschnittliche Bräunung	20–30 Minuten
Typ IV: Haut hellbraun, oliv, keine Sommersprossen, Haare: dunkelbraun, Augen: dunkel, Brustwarzen: dunkel	Mittelmeerischer Typ (8 %)	Kaum Sonnenbrand, schnelle und tiefe Bräunung	40 Minuten

noch verlängert. Getuschte Wimpern sehen dichter aus, weil sie von einem Farbmantel umschlossen werden. Durch das Einfärben sind die Wimpernspitzen sichtbar und wirken dadurch länger.

Da die Wimperntusche mit der Augenschleimhaut in Kontakt kommen kann, sind Konservierungsstoffe unentbehrlich, um schädlichen Keimen in der Tusche vorzubeugen, die zu Entzündungen im Augenbereich führen könnten. Allergische Reaktionen sind wie bei allen Kosmetika, die Konservierungsstoffe enthalten, nicht ausgeschlossen.

Zahncremes

Zahncremes sollen die Zähne reinigen und den Zahnbelag entfernen. Die wichtigsten Inhaltsstoffe sind die schmirgelnden Substanzen (Putzkörper). Diese Putzkörper dürfen allerdings nicht den Zahnschmelz abschmirgeln, weil die Zähne dann ihre wichtige Schutzhülle verlieren. Das in Zahncremes häufig eingesetzte Calciumcarbonat kann für Personen mit empfindlichen Zahnhälsen (z. B. bei Parodontose) zu stark sein. In solchen Fällen sind schonende Putzkörper wie Hydrated Silicia (Kieselsäure) oder Kaolin zu empfehlen.

Die zahlreichen «Anti-Karies-Wirkstoffe» sind wenig wirksam, weil die Zahncreme nur kurz mit den Zähnen in Kontakt kommt. Lediglich den Amin-Fluoriden wird eine eindeutige Wirkung gegen die Entstehung von Karies zugeschrieben.

Schäumende Substanzen in Zahncremes können das Zahnfleisch reizen. Das hautschädigende Tensid Sodium Lauryl Sulfat (Natriumlaurylsulfat) sollte nicht auf der Liste der Inhaltsstoffe stehen, weil es in Verdacht steht, das Zahnfleisch zu schädigen und die Zähne anfälliger gegen Karies zu machen.

3. Kosmetika auf dem Prüfstand

Staatliche Kontrollen

osmetikprodukte unterliegen – wie Lebensmittel, Textilien oder Spielzeug – dem Lebensmittel- und Bedarfsgegenständegesetz. In der Kosmetik-Verordnung, die ein Bestandteil dieses Gesetzes ist, wird festgeschrieben, welche Inhaltsstoffe, wegen zu befürchtender Gesundheitsschäden, nicht zur Kosmetikherstellung verwendet werden dürfen. Außerdem werden Einschränkungen für einige Inhaltsstoffe festgelegt. So dürfen beispielsweise bestimmte Farbstoffe nicht für Schminken und Abschminkmittel verwendet werden, oder bei der Verwendung bestimmter, eventuell gesundheitlich bedenklicher Stoffe, muß auf der Verpackung ein Warnhinweis angegeben werden.

Grundsätzlich trägt der Hersteller die Verantwortung dafür, daß durch sein Kosmetikprodukt keine Gesundheitsschäden verursacht werden. Das bezieht sich allerdings nur auf akute Gesundheitsschäden, wie beispielsweise Verätzungen an der Haut durch eine Handcreme, nicht aber auf Allergien oder Hautreizungen. Die Überwachung der Einhaltung der Kosmetik-Verordnung durch die Hersteller ist Aufgabe der Gesundheitsministerien der Bundesländer. Für die Untersuchungen der Kosmetika sind die Chemischen und Lebensmittel-Untersuchungsanstalten zuständig.

Da es für die Anzahl der regelmäßig zu untersuchenden Kosmetikprodukte durch die staatlichen Untersuchungsanstalten – anders als bei Lebensmitteln – keinen Probenplan mit einer vorgeschriebenen Probenzahl pro Jahr gibt, ist die Anzahl der untersuchten Produkte in den einzelnen Bundesländern und Chemischen Untersuchungsanstalten sehr unterschiedlich. So wurden 1984 in Bayern nur 0,3 kosmetische

Untersuchung von Kosmetikprodukten in der Bundesrepublik

Jahr	Chem. Unter-suchungsanstalt	Probenzahl (insg.)	Beanstandungen (in %)	Probenzahl je 10 000 Einwohner
1983	Hamburg	69	32	0,4
1983	Mettmann	25	28	0,5
1984	Bayern	322	33	0,3
1984	Wuppertal	80	5	1,5
1986	Oberhausen	18	0	0,8
1987	Pforzheim	64	7	1,6
1988	Hamburg	135	12	0,8

Produkte auf 10 000 Einwohner untersucht, im gleichen Jahr waren es in Wuppertal «immerhin» 1,5 Produkte auf 10 000 Einwohner. In Hamburg verdoppelte sich die Probenzahl pro 10 000 Einwohner von 1983 bis 1988 immerhin auf 0,8 Proben! Dieses «sprunghafte Interesse» der hanseatischen Kontrolleure und Chemiker entstand weniger aus eigenem Antrieb als vielmehr durch die Fernsehsendung «Monitor», in der über Dioxan in Haarshampoos und hautreizendes Natriumlaurylsulfat in Zahnpasten berichtet wurde. Aufgeschreckt durch den öffentlichen Druck, sahen sich die Behörden gezwungen, «verstärkt» Kosmetikprodukte zu untersuchen.

Die Anzahl der untersuchten Proben hängt offensichtlich davon ab, für wie wichtig die Gesundheitsministerien der Bundesländer bzw. die Direktoren der Untersuchungsanstalten die Überprüfung der Kosmetikprodukte halten. Ein Grund für die stiefmütterliche Behandlung dürfte darin liegen, daß nur relativ wenig amtliche Untersuchungsverfahren für die schwierigen und komplexen Analysen bekannt sind. So müssen, je nachdem, was untersucht werden soll, zur Bestimmung von Wirkstoffspuren die Inhaltsstoffe und einzelnen Komponenten getrennt werden. Diese Probleme müssen die Analytiker in der Regel selbst bewältigen, oft unter erheblichem Zeit- und Arbeitsaufwand. Da werden diese aufwendigen Untersuchungen lieber gar nicht erst durchgeführt bzw. keine Kosmetikproben gezogen.

Verwunderlich ist, daß die Beanstandungsquote – d. h. die Anzahl der Proben, die wegen Mängel aus dem Verkehr gezogen wurden – in den einzelnen Untersuchungsanstalten sehr unterschiedlich ist. In Oberhausen waren – dem Anschein nach – die untersuchten Proben in Ordnung, und das, wie wir aus den Jahresberichten dieses Untersuchungsamtes entnommen haben, kontinuierlich seit 1983! In Hamburg und Bayern wurden dagegen jede 3. bzw. 4. Probe beanstandet, verglichen mit Lebensmitteln, eine enorm hohe Beanstandungsquote.

Diese Ergebnisse besagen aber nicht, daß die Kosmetikfirmen ihre schlechten Produkte im Norden bzw. Süden der Bundesrepublik verkaufen und die einwandfreie Ware nach Oberhausen schaffen. Die hohe Beanstandungsquote hängt vielmehr mit dem «richtigen Spürsinn» der Probenzieher und der gezielten Untersuchung nach verdächtigen Stoffen bzw. Tatbeständen zusammen. So kann beispielsweise überprüft werden, ob die Chargennummer auf der Verpackung eines Kosmetikproduktes in Ordnung ist, oder aber es kann in einem sehr aufwendigen Verfahren untersucht werden, ob die Mengen eines Konservierungsmittels mit der Kosmetik-Verordnung übereinstimmen.

Beanstandungen verschiedener Untersuchungsanstalten

Badezusätze enthielten kennzeichnungspflichtige Formaldehydmengen, die aber nicht auf der Verpackung angegeben wurden.

Haarpflegemittel irreführende Werbung auf «Langhaartonikum»: Innerhalb von 1–2 Wochen sollte es lange, starke, dichte und robuste Haare erzeugen;

Eishampoo enthielt weniger als 0,5 % Eigelb, den Mindestgehalt für eine Pflegewirksamkeit;

in Nerzöl-Haarbalsam konnte kein Nerzöl nachgewiesen werden;

auf einem Heimdauerwellpräparat fehlte der gesetzlich vorgeschriebene Warnhinweis «Enthält Thioglykolate. Gebrauchsanweisung beachten»;

Haargel enthielt krebserregendes Benzol.

Hautpflegemittel werden trotz langjähriger Beanstandungen immer noch als «Nährcreme» bzw. «Nährmaske» angeboten;

ein Kräuteröl enthielt nicht die angegebenen Bestandteile Rosmarin- und Salbeiöl;

Augenfaltencreme hatte sich durch unsachgemäße Lagerung entmischt;

Mandelmilch enthielt keine Mandelbestandteile;

eine als «reich an Carotin» bezeichnete Creme enthielt kein Carotin;

eine Creme mit Werbehinweis auf den verstärkten Gehalt an Frischzellen enthielt nur 0,07 g Placenta (üblich ist ein Gehalt von 3–5 %);

Vitamincreme A und E gegen Verhornung an den Füßen enthielt keines der beiden Vitamine.

Naturkosmetik enthielt künstliche waschaktive Substanzen, Emulgatoren und Konservierungsmittel;

Wasserstoffperoxid-Lösung wurde als «Bio-Erzeugnis» zur Haarbehandlung angepriesen;

Seife mit Hinweis «rein pflanzliches Produkt – frei von Synthetik» enthielt künstliche waschaktive Substanzen.

Verbraucher können die Arbeit der staatlichen Kontrolleure und Chemiker ganz entscheidend unterstützen. Jeder sollte Kosmetika, die ihm «verdächtig» erscheinen, unbedingt bei den Überwachungsbehörden reklamieren. So kann jeder einzelne Verbraucher dazu beitragen, daß diese aktiv werden und ein entsprechendes Problembewußtsein entwickeln.

Die Untersuchung eines Kosmetikproduktes ist übrigens nur dann kostenlos, wenn sie im öffentlichen Interesse liegt. Stammen die Kosmetika oder Kosmetikzutaten aus einem deutschen Geschäft, so werden sie kostenlos untersucht, da durch den weiteren Verkauf womöglich auch andere Verbraucher geschädigt werden könnten. Kosmetikprodukte, die während einer Urlaubsreise im Ausland eingekauft wurden, werden dagegen nicht kostenlos untersucht.

Reklamieren sollten Sie bei den Überwachungsbehörden, beispielsweise wenn

● nach der Benutzung einer Creme oder eines anderen Produktes akute Hautschäden auftreten.

● sich bei einem neu gekauften Kosmetikprodukt die Fett- und Wasserbestandteile voneinander getrennt haben und die Creme wäßrig ist,

● Sie den Verdacht haben, daß in einem «Naturkosmetikprodukt» oder in Zutaten zum Selbermachen von Kosmetika synthetische Konservierungsmittel enthalten sind,

Heben Sie für den Fall einer Reklamation Kassenzettel, Lieferschein, Umkarton oder am besten das Originalprodukt auf, das erleichtert die Arbeit der Behörden.

Die Behörden sind verpflichtet, berechtigten Verbraucherbeschwerden nachzugehen, und Sie haben ein Recht darauf, das Ergebnis der Untersuchung zu erfahren.

Leider kommt es immer wieder vor, daß Verbraucher mit berechtigten Beschwerden von einzelnen Mitarbeitern der Behörden abgewiesen werden. Informieren Sie in einem solchen Fall die Verbraucherberatungsstelle, die sich dann für Ihre Interessen einsetzt.

Anlaufstellen für Kosmetik-Reklamationen:

Bundesland	oberste Fachbehörde	Anlaufstelle für Beschwerden
Baden-Württemberg	Ministerium für Arbeit, Gesundheit u. Soziales Rotebühlplatz 30 7000 Stuttgart 1 Tel.: 07 11/20 71-1	Ortspolizeibehörden, Wirtschaftskontrolldienste der Landespolizeidirektionen
Bayern	Bayerisches Staatsministerium des Innern Odeonsplatz 3 8000 München 22 Tel.: 0 89/21 92-1	Landratsämter der Kreisverwaltungsbehörden / Stadtverwaltungen der kreisfreien Städte
Berlin	Senator für Gesundheit und Soziales An der Urania 12 1000 Berlin 30 Tel.: 0 30/21 22-1	Abteilung Gesundheitswesen, Lebensmittelaufsichtsämter der Bezirksämter
Bremen	Senator für Gesundheit Große Weidestr. 4–16 2800 Bremen 1 Tel.: 04 21/3 97-1	Stadt-/Polizeiamt Verwaltungspolizei

Bundesland	oberste Fachbehörde	Anlaufstelle für Beschwerden
Hamburg	Behörde für Arbeit, Gesundheit u. Soziales Amt für Gesundheits- u. Veterinärwesen Tesdorpfstr. 8 2000 Hamburg 13 Tel.: 040/44195-1	Wirtschafts- und Ordnungsdienststellen in den Bezirks- und Ortsämtern
Hessen	Ministerium für Soziales Dostojewskistr. 4 620 Wiesbaden Tel.: 06121/8171	Staatliche Veterinärämter
Niedersachsen	Ministerium für Ernährung, Landwirtschaft u. Forsten Calenberger Str. 2 3000 Hannover 1 Tel.: 0511/1201	Ordnungs- u. Veterinärämter
Nordrhein-Westfalen	Ministerium für Umwelt, Raumordnung und Landwirtschaft Schwannstr. 3 4000 Düsseldorf 30 Tel.: 0211/4566-0	Ordnungsbehörden
Rheinland-Pfalz	Ministerium für Umwelt und Gesundheit Kaiser-Friedrich-Str. 7 6500 Mainz Tel.: 06131/161	Abteilung Lebensmittelkontrolle der Kreis- u. Stadtverwaltungen
Saarland	Ministerium für Arbeit, Gesundheit u. Sozialordnung Franz-Josef-Röderstr. 23 6600 Saarbrücken 1 Tel.: 0681/501-1	Gewerbe- und Lebensmittelkontrolldienst
Schleswig-Holstein	Ministerium für Ernährung, Landwirtschaft u. Forsten Düsternbrooker Weg 104 2300 Kiel 1 Tel.: 0431/5961	Ordnungsämter

Stiftung Warentest,
Öko-Test und weitere Tester

ie staatlichen Kontrollen sind bei weitem nicht ausreichend, um die Qualität von Kosmetika gründlich zu untersuchen und die Inhaltsstoffe zu kontrollieren. Ergänzend und sehr viel schlagkräftiger und wirkungsvoller sind Testinstitute von Zeitschriften (z. B. Öko-Test, Natur), Fernsehmagazinen (z. B. Monitor) oder die Stiftung Warentest tätig.

Im Gegensatz zu den Behörden, die den wirschaftlichen Interessen häufig den Vorrang geben, stellen diese Testinstitute den gesundheitlichen Verbraucherschutz in den Mittelpunkt. Schon viele Skandale mit Verunreinigungen in Kosmetika wurden beispielsweise durch die «Öko-Tester» aufgedeckt. Testergebnisse werden in übersichtlicher Form veröffentlicht, Preis- und Qualitätsunterschiede in Zusammenhang mit dem Produktnamen genannt. Die Testkriterien sind häufig unterschiedlich. Während sich die Stiftung Warentest bei ihren Untersuchungen bisher hauptsächlich um Preis und Anwendung kümmerte, geht die Zeitschrift Öko-Test intensiver gesundheitlichen und ökologischen Fragen nach.

Aktuelle Testergebnisse können in jeder Verbraucher-Zentrale im Bundesgebiet eingesehen (Adressenliste siehe Seite 198) oder telefonisch abgefragt werden. Auf den folgenden Seiten finden Sie beispielhaft einige Testerübersichten. Da die Produktzusammensetzungen sich häufig ändern, kann es sein, daß die Testergebnisse nicht mehr auf dem neuesten Stand sind. Fragen Sie in Ihrer Verbraucher-Zentrale nach aktuellen Testergebnissen, oder wenden Sie sich direkt an die Testinstitute. Zur Finanzierung ihrer wichtigen Arbeit geben die Produkttester monatlich erscheinende Zeitschriften heraus.

STIFTUNG WARENTEST
test KOMPASS

SONNENMILCH I

Heft 6/1989

	Preis für 100 ml in DM ca. für die günstigste Packungsgröße	Preis in DM ca./ Inhalt in ml	Lichtschutzfaktor angegeben	Einheit. d. Deklaration	Anwendung	Chemisch-technische Prüfung	Umweltverträglichkeit	test-Qualitätsurteil
Bewertung			45 %	20 %	20 %	15 %		
Deklaration: Lichtschutzfaktor 3 und 4								
Ombra Sonn Dich Sonnenmilch[1]	1,–	5,– /500	4	++	+	++	+	sehr gut
Zeozon Sonnenmilch	1,80	9,– /500	4	++	+	++	+	sehr gut
Nivea Sonne Sonnenmilch	2,90	14,50/500	4	++	++	++	+	sehr gut
Tiroler Nussöl Sonnenmilch sportiv	3,20	16,– /500	4	++	+	+	+	gut
Delial Sonnenmilch	4,–	16,–/400	4	++	+	++	+	sehr gut
Avon Bronze Sun Lotion	5,24	13,10/250	3	++	+	++	o	sehr gut
Ambre Solaire Sonnen Braun Hydro Sonnen-Milch[2]	6,50	13,–/200	3	++	+	+	+	gut
Lancaster Lait Bronzant	9,90	49,50/500	4	++	++	++	– *)	zufriedenst.
Deklaration: Lichtschutzfaktor 5 bis 8, wasserfest								
Zeozon Sonnenmilch wasserfest	3,40	8,50/250	6	++	++	+	++	+	sehr gut
Nivea Sonne Sonnenmilch wasserfest	4,20	10,50/250	6	++	++	++	++	+	sehr gut
Sebamed Sonnenschutz- und Pflegelotion	4,25	8,50/200	6	++	o	++	++	+	gut
Solea Das Hautschutz- Braun Sunmilk	6,50	13,–/200	5	++	o	+	++	+	gut
Delial Sonnenmilch wasserfest	6,75	13,50/200	6	++	+	+	++	+	gut
Piz Buin Sonnenschutz Milch	8,10	16,20/200	6	++	++	+	++	+	sehr gut

(Stand: Juni 1989)

Babyshampoos

	Hersteller	Ort	Preis pro 100 ml	Verpackung	Deklaration	Haltbarkeits-datum	Reizende Tenside (Alkylsulfat)	Formaldehyd	Euxyl K 100	Dioxan in ppm
Empfehlenswert										
Babyshampoo mild + lind (Reformhaus)	Börlind	7260 Calw	9,50	Polyolefine	nein	nein	nein	nein	nein	nein
Bübchen Kindershampoo	Bübchen	4770 Soest	1,60	Polyolefine Etikett PVC[1]	nein[2]	nein	nein[3]	nein	nein	nein
Fissan Babyshampoo	Dr. Sauer	7580 Bühl	1,70	Polyolefine	ja	nein	nein	nein	nein	nein
Lindos Kamille Kindershampoo	Rau	7000 Stuttgart	3,70	Polyolefine Etikett PVC[1]	unvollständig	nein	tensidfrei	nein	nein	nein
Logona Baby-Kindershampoo (Bioladen)	Logocos	3216 Salzhemmendorf	8,90	Metalltube	ja/teilw. ungenau	ja	nein	nein	nein	nein
Ringelblumen-Kindershampoo (Bioladen)	I & M	1000 Berlin	5,20	Glas	ja	ja	ja	nein	nein	nein
Sebamed Kindershampoo	Sebapharma	5407 Boppard	2,92	Polyolefine Etikett PVC	ja	nein	nein	nein	nein	nein
Eingeschränkt empfehlenswert										
Bebe Pflegeshampoo	Penaten	5340 Bad Honnef	2,14	Polyolefine	nein[2]	nein	ja	nein	nein	nein
Florin mildes Shampoo (Bioladen/Versand)	Trenkle	6992 Weikersheim	8,40	Glas	ja/teilw. ungenau	nein	ja	nein	nein	nein
Muppets Babyshampoo/Schaumbad	Asam GmbH	8432 Beilngries	1,14	Polyolefine	nein	nein	ja	nein	nein	nein
Sanosan Babybad und -shampoo	Milupa	6382 Friedrichsdorf	1,27	Polyolefine	ja/separat	nein	ja	nein	nein	nein
Provida mildes Kindershampoo (Bioladen)	Provida	2800 Bremen	6,60	Polyolefine	ja/separat	ja	ja	nein	nein	nein
Penaten Shampoo	Penaten	5340 Bad Honnef	2,50	Polyolefine	nein[2]	nein	ja	nein	nein	nein
Weniger empfehlenswert										
Florina zit Shampoo	VEB Rodleben	4501 Rodleben (DDR)	1,00	Glas	nein	nein	ja	nein	nein	**12**
Planschi Kindershampoo	Hinds	2000 Norderstedt	1,19	Polyolefine	unvollständig[2]	nein	ja	nein	nein	**10**
Rausch Babyshampoo (Reformhaus)	Rausch	Ch-8280 Kreuzlingen	4,76	Polyester	unvollständig	nein	ja	nein	nein	**19**
Nicht empfehlenswert										
Babyflor Kindershampoo	Yves Rocher	7000 Stuttgart	2,45	Polyolefine	nein	nein	ja	**ja**	nein	nein
Pomme d'api Kindershampoo	Yves Rocher	7000 Stuttgart	3,25	Polyolefine	nein	nein	ja	**ja**	nein	nein

(Stand: April 1990)

4. Naturkosmetik – immer natürlich?

Die Zeiten, in denen Naturkosmetikprodukte ein Außenseiterdasein fristeten und nur in Reformhäusern oder Bio-Läden angeboten wurden, gehören längst der Vergangenheit an. Mehr als ein Viertel aller Deutschen bevorzugen mittlererweile natürliche Kosmetika. «Bio-» oder «Natur-Kosmetika» sind heute ein fester Bestandteil im Sortiment aller Geschäfte, die Körperpflegemittel führen.

Ob die Verbraucher wirklich immer «reine Natur» kaufen oder ob den Produkten durch geschickte Werbung lediglich ein natürliches Gewand verpaßt wurde, ist ohne ein gut ausgerüstetes Labor nur selten zu überprüfen. Denn viele Firmen bieten ihre Produkte immer noch ohne vollständige Kennzeichnung der Inhaltsstoffe an. Die Begriffe «Bio» oder «Natur» sind außerdem nicht gesetzlich geschützt. Bisher konnten die Hersteller selbst darüber entscheiden, wieviel «Natur» ihren Produkten guttut. Erfreulicherweise haben sich in letzter Zeit die deutschen Richter – bis hin zum Bundesgerichtshof – auf die Seite derjenigen gestellt, die hinter den Bezeichnungen «Bio» und «Natur» keine künstlichen Inhaltsstoffe erwarten bzw. akzeptieren. Nach der Rechtsprechung darf «Naturkosmetik» ausschließlich aus natürlichen Rohstoffen ohne Zusatz chemischer Konservierungsmittel hergestellt sein. Werden künstliche Stoffe nachgewiesen, so ist die Werbung irreführend und wird von den Behörden als Verstoß beanstandet.

Immer wieder werden derartige Verstöße von den Lebensmittelüberwachungsbehörden der Bundesländer aufgedeckt und entsprechend beanstandet.

So erhielt zum Beispiel eine Zahnpasta «mit Pfefferminzöl» anstelle des Pfefferminzöls nur eine künstliche Menthollösung; «Bio»-Kräuterbäder wurden mit Formaldehyd haltbar gemacht; «biologische»

Hautcremes enthielten künstliche Konservierungsmittel und Farbstoffe; ein Kräuteröl «mit Rosmarin- und Salbeiöl» enthielt die angegebenen Öle nicht.

Die nachfolgenden Qualitätskriterien sollen als Einkaufshilfe im «Natur-Kosmetik-Dschungel» dienen. Überprüfen Sie, ob die angebotenen Kriterien möglichst viele dieser Kriterien erfüllen.

* Naturkosmetik wird nur aus natürlichen Rohstoffen hergestellt. Die Rohstoffe werden durch physikalische Verfahren, wie Pressen, Destillieren oder Reinigen gewonnen.
* Synthetische Zutaten dürfen nicht verwendet werden. Dazu gehören beispielsweise Konservierungsmittel, Farbstoffe, künstliche Lichtschutzfilter, waschaktive Substanzen und andere Hilfsstoffe.
* Produkte, wie Sonnenschutzmittel mit einem hohen Lichtschutzfaktor, die ohne Zugabe eines künstlichen Lichtschutzfilters nicht auskommen, dürfen nicht als «Natur-» oder «Bio-Kosmetik» verkauft werden. Bestehen diese aber zum überwiegenden Teil aus Naturstoffen, so ist die Bezeichnung «auf Basis von Naturstoffen» in Verbindung mit der Kennzeichnung aller Inhaltsstoffe auf der Verpackung zulässig. Damit wird der Tatsache Rechnung getragen, daß ein Produkt aus natürlichen, hautfreundlichen Fetten und einem künstlichen Lichtschutzfaktor besser zu beurteilen ist, als ein Produkt, das vollständig aus künstlichen Zutaten hergestellt worden ist.
* Alle Inhaltsstoffe müssen auf der Verpackung gekennzeichnet werden, damit Produktvergleiche möglich sind. Produkte mit gleichem Namen können nämlich völlig unterschiedlich zusammengesetzt sein. Die «Avocado-Nachtcreme» der Firma Himalaya Natural Cosmetics enthält beispielsweise nur 2 % Avocadoöl, die Avocadocreme von Natur & Kosmetik Astrid Brockmann enthält dagegen 31 % Avocadoöl. Auf der erstgenannten Creme wird das Avocadoöl an vorletzter Stelle aufgeführt, während es bei dem zweiten Produkt auf Platz 2 steht (Stand: März 1989).
* Die Verwendung spezieller etherischer Öle mit bakterientötender Wirkung, die Einhaltung strenger Hygienevorschriften bei der Herstellung und die Wahl geeigneter Verpackungsarten sorgen für die Haltbarkeit der Produkte ohne chemische Konservierungsstoffe.

Herstellungs- und Mindesthaltbarkeitsdatum werden auf der Verpackung angegeben.

* Negative Umwelteinflüsse werden weitgehend vermieden, da die natürlichen Inhaltsstoffe schnell abbaubar sind. Bei der Herstellung gelangen keine schädlichen Stoffe ins Abwasser und die Luft. Die Verpackung sollte umweltfreundlich sein, d. h. Verzicht auf aufwendige Verpackungen, wie überflüssige Umkartons und Hohlböden, die nur ein größeres Volumen vortäuschen sollen. Als Verpackungsmaterial wird Glas bevorzugt, umweltschädliches PVC wird auf keinen Fall verwendet.

* Verzicht auf Tierversuche durch die Verwendung natürlicher Inhaltsstoffe, deren Wirkung auf den Körper bekannt ist.

5. Kosmetik zum Selbermachen

Selbstgemachte Kosmetik ist «in». 1989 zählten rund 2 Millionen Verbraucher zu den Kosmetik-Selbstversorgern. Sie stellten Kosmetikprodukte nach ihren individuellen Bedürfnissen selber her.

Das Selbermachen von Kosmetika hat viele Vorteile:

* hautfreundliche Zutaten wie natürliche Fette und Kräuterzubereitungen können bevorzugt verwendet und auf synthetische Hilfsstoffe wie Lösungsvermittler oder Farbstoffe kann verzichtet werden;
* der anfallende Müllberg im Haushalt wird reduziert, da aufwendige und überflüssige Kosmetik-Verpackungen entfallen. Gläser, Flaschen und Döschen lassen sich wiederverwerten;
* die Zutaten können nach den individuellen Ansprüchen der Haut ausgewählt werden.

Kosmetikrohstoffe werden von Versandfirmen, in Apotheken, Reformhäusern, speziellen Fachgeschäften und Drogerien angeboten. Preis- und Qualitätsvergleiche sind auf jeden Fall angebracht. So reicht die Preisspanne, die wir für Bienenwachs ermittelt haben von 2,– bis 11,10 DM pro 100 Gramm. Für 10 Milliliter Sandelholzöl lagen die Preise gar zwischen 2,70 und 61,60 DM.

Während früher hauptsächlich natürliche Rohstoffe zum Selbermachen verwendet wurden, gibt es heute eine Vielzahl an Rezepturen und ein entsprechend breites Angebot an synthetischen Rohstoffen. Chemische Konservierungsmittel, wie Parabene oder «Euxyl K 100» (besser als «Kathon CG» bekannt), Lichtschutzfilter oder «Antifaltenwirkstoffe» hält der Handel für das Hobby-Kosmetiklabor bereit. Wer derartige Zutaten nach dem Motto «viel hilft viel» verarbeitet, kann der Haut aber eher Schaden zufügen, als ihr nützlich sein. So sollte das chemische Konservierungsmittel «Euxyl K 100» nur in einer Konzentration von 0,0015 % verwendet werden, um Hautreizungen zu vermeiden. Solche minimalen Mengen lassen sich von den Chemikern im Labor aber wesentlich genauer dosieren, als in der eigenen Küche. Einige künstlich hergestellte Zutaten werden ohne genaue Kennzeichnung nur unter ihrem Handelsnamen angeboten. Nur mit sehr viel Wissen über die einzelnen Rohstoffe kann man herausfinden, daß sich beispielsweise hinter dem wohlklingenden Namen «Kirschrot E 127» der künstliche, allergieauslösende Farbstoff Erythrosin verbirgt. Um derartige Irreführungen aufzudecken, haben wir im «Lexikon der Kosmetik-Inhaltsstoffe» auch die häufigsten Rohstoffe mit ihren Handelsnamen und den dazugehörigen chemischen Bezeichnungen aufgelistet. Außerdem werden dort Hinweise zu den Eigenschaften, der Lagerung und falls notwendig spezielle Tips zur Verarbeitung gegeben.

Aufbewahrung und Haltbarkeit

ie lange Haltbarkeit käuflicher Kosmetikprodukte wird durch den Zusatz chemischer Konservierungsmittel erreicht. Wird auf diese verzichtet, so verderben die Produkte schneller. Der Verderb hängt aber u. a. auch von folgenden Faktoren ab:

❋ Frische der verarbeiteten Rohstoffe
❋ Zusammensetzung des Produktes: Alkohol oder verschiedene etherische Öle wie beispielsweise Nelken- oder Thymianöl besitzen antibakterielle Eigenschaften. Sie tragen zur Verlängerung der Haltbarkeit bei.
❋ Hygiene bei der Herstellung: Saubere – möglichst mit Alkohol ausgespülte Arbeitsgeräte und Gefäße sind wichtige Voraussetzungen für ein einwandfreies Produkt.
❋ Aufbewahrungsort: Am besten hält sich selbstgemachte Kosmetik an einem kühlen Ort – ideal sind Speisekammer oder Keller. Sind diese nicht vorhanden, so ist der Kühlschrank ein gleichwertiger Ersatz.

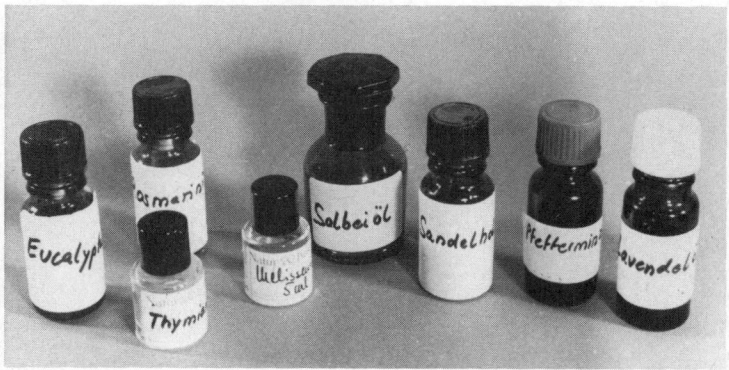

❊ Verwendung der Kosmetik: Selbstgemachte Cremes sollten nicht mit den Fingern entnommen werden; benutzen Sie einen sauberen Löffel. Bewährt hat sich auch das Abfüllen der Produkte in mehrere kleine Behälter, so daß immer nur ein Teil in Benutzung ist.

Wenn diese Punkte beachtet werden, kann für die Kosmetika zum Selbermachen in diesem Buch mit folgenden ungefähren Haltbarkeitszeiten gerechnet werden:

❊ zum sofortigen Gebrauch: frische Waschcremes, Gesichtsmasken und Kräuteraufgüsse

❊ bis 3 Wochen: Cremes, Hautreinigungsmilchen und Körperlotionen, Fußbalsame

❊ bis 3 Monate: Bade- und Körperöle

❊ bis 4 Monate: Rasier-, Gesichtswässer, Shampoos, Kräutertinkturen, Kräuterölauszüge, Zahnpulver

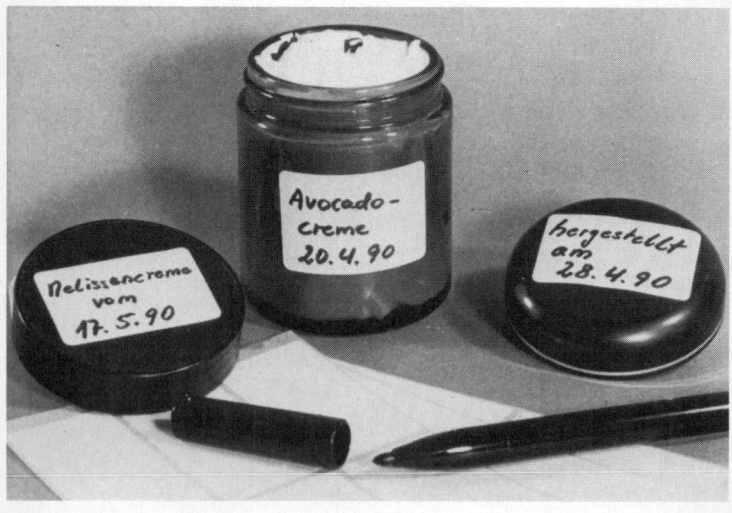

Frisch zubereitete Produkte sollten Sie sofort mit einem Etikett versehen, auf dem der Name und das Herstellungsdatum vermerkt sind.

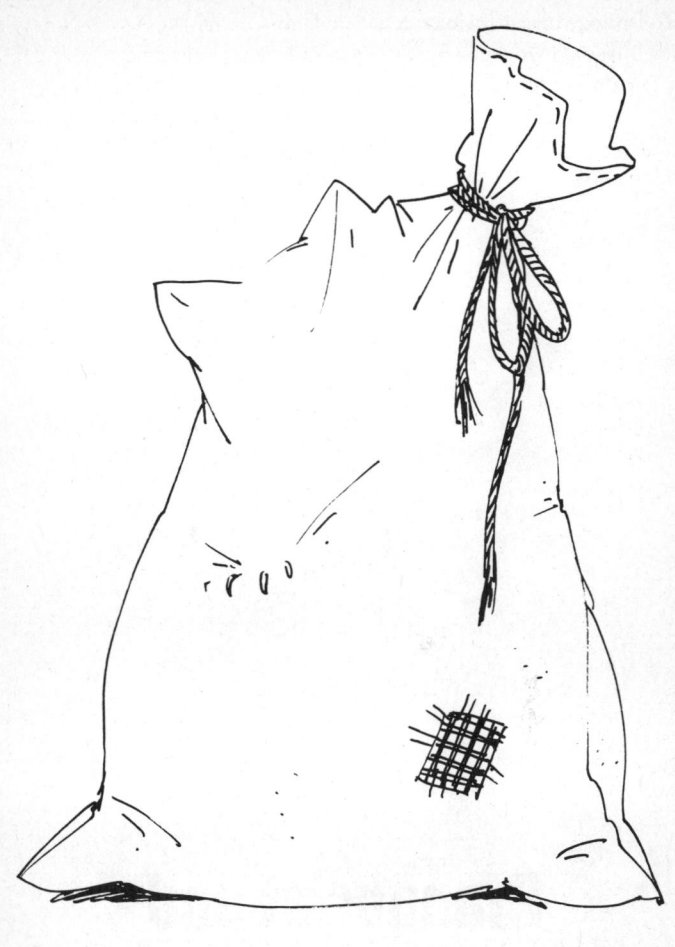

Keiner kauft heute mehr...

…die Katze im Sack. Was im Bereich der Umwelt, der Ernährung, der Körperpflege und auf vielen anderen Gebieten längst Gemeingut kritischer Bürger geworden ist, gilt ebenso für den Umgang mit Geld. Man prüft sorgfältig und entscheidet dann.

Pfandbrief und Kommunalobligation

Meistgekaufte deutsche Wertpapiere - hoher Zinsertrag - bei allen Banken und Sparkassen

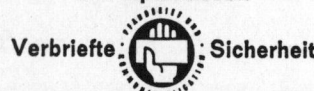

Verbriefte Sicherheit

Rezepte

ie nachfolgenden Rezeptideen sollen dazu beitragen, den Einstieg in das Selbermachen von Kosmetika zu erleichtern. Die Rezepte sind einfach zuzubereiten, in zahlreichen Kosmetikkursen erprobt und relativ preiswert.

Folgende Geräte und Gegenstände sollten in Ihrem «Kosmetik-Labor» vorhanden sein:

zur Herstellung: 1 flacher Kochtopf, elektrisches Handrührgerät, Marmeladengläser, Thermometer (Temperaturbereich bis 100° C), 1 kleiner Meßbecher bis ca. 50 ml, evtl. Briefwaage, 1 kleiner Spatel oder Glasstab, Tee- und Eßlöffel, Trichter, Kaffeefiltertüten.
zum Aufbewahren: verschließbare kleine, braune und durchsichtige Glasflaschen und -gefäße oder ähnliches.

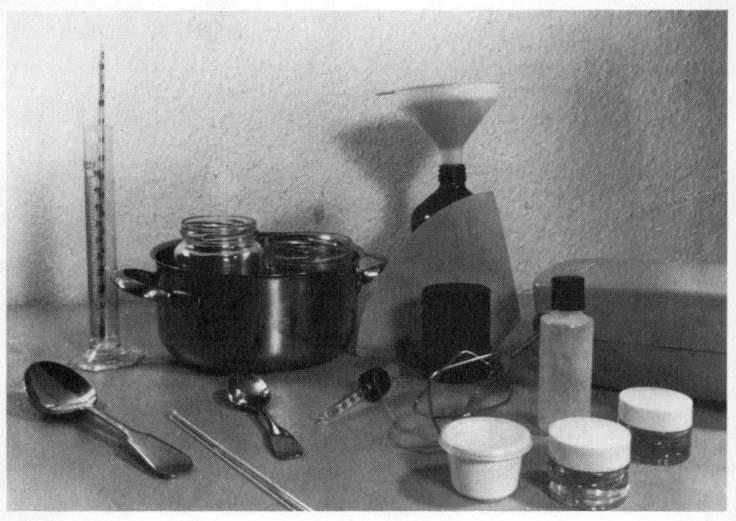

Die meisten Rohstoffe können mit einem Tee- oder Eßlöffel «abgewogen» werden. Hier die Maßangaben für die wichtigsten Rohstoffe:

Öle:	*8 g:*	*1 Eßlöffel*
Blütenwasser:	*8 g:*	*1 Eßlöffel*
Fluidlecithin BE/CM	*4 g:*	*1 gestrichener Teelöffel*
Tegomuls:	*2 g:*	*1 gestrichener Teelöffel*
Tween 80:	*6 g:*	*1 Eßlöffel*
Bienenwachs:	*4 g:*	*1 gestrichener Teelöffel*
Kakaobutter:	*2,5 g:*	*1 gestrichener Teelöffel*
Lanolin anhydrid:	*5 g:*	*1 gestrichener Teelöffel*
	10 g:	*1 gehäufter Eßlöffel*
Sheabutter:	*3 g:*	*1 gestrichener Teelöffel*

Hautcremes und Körperlotionen

So wird's gemacht
Cremes und Lotionen bestehen aus 2 verschiedenen Phasen, den Fettkomponenten (z. B. Öle, Bienenwachs) und den wäßrigen Komponenten (Blütenwässer, Alkohol).
Bei der Zubereitung kommt es darauf an, die normalerweise nicht miteinander mischbaren Substanzen so zu binden, daß sie sich nicht wieder voneinander trennen.

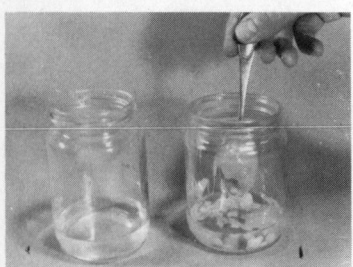

1. Die Fett- und wäßrigen Komponenten jeweils in ein Marmeladenglas geben. Die Emulgatoren (z. B. Fluidlecithin) werden stets zu den Fettkomponenten gegeben.

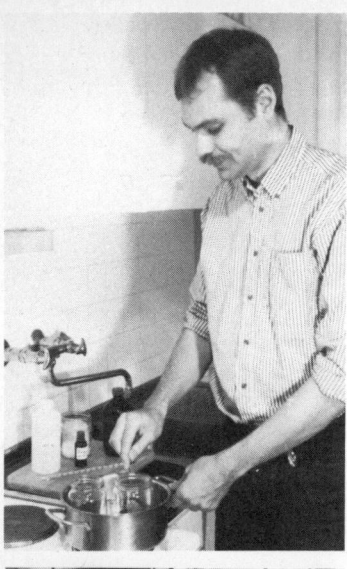

2. Die beiden Phasen im Wasserbad auf ca. 60 bis 70 C erhitzen. In diesem Temperaturbereich verflüssigen sich die festen Fette, wie Bienenwachs, Lanolinanhydrid oder Kakaobutter.

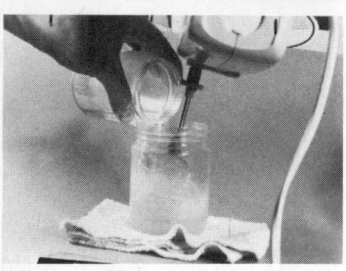

3. Die Gläser aus dem Wasserbad nehmen, die Fettphase mit einem elektrischen Handrührgerät rühren (Stufe 1). Die wäßrigen Komponenten dabei langsam hinzugießen (niemals umgekehrt!).
So lange rühren (jetzt auf Stufe 2 oder 3), bis die Creme bzw. Lotion nur noch handwarm ist und fast ihre gewünschte Konsistenz erreicht hat (nach ca. 6–8 Minuten Rühren, bei Produkten auf Fluidlecithin-Basis nach ca. 1–2 Minuten).

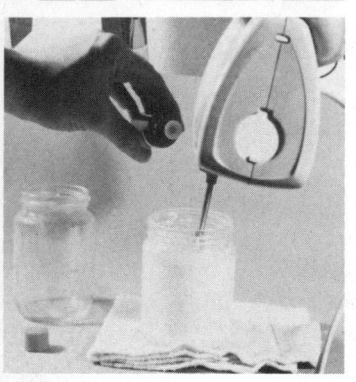

4. Unter nochmaligem kurzem Rühren das Duftöl tropfenweise hinzufügen.

Wenn die Creme oder Lotion zu fest geworden ist, kurz wieder erhitzen und etwas Öl hinzufügen; sind sie zu flüssig geworden, kurz wieder erhitzen und noch etwas Bienenwachs oder Kakaobutter darin auflösen.

Für normale, empfindliche bis trockene Haut

✳ Orangenblütencreme

Zutaten:

Fettkomponenten:	15g	Traubenkernöl
	5g	Kakaobutter
	15g	Fluidlecithin CM
wäßrige Komponente:	65g	Orangenblütenwasser
Duftöl:	4	Tropfen Orangenblütenöl

✳ Melissencreme

Zutaten:

Fettkomponenten:	15g	Sesamöl
	2,5g	Kakaobutter
	2,5g	Bienenwachs
	15g	Fluidlecithin CM
wäßrige Komponente:	65g	Rosenwasser
Duftöl:	4	Tropfen Melissenöl

✳ Rosen-Körperlotion

Zutaten

Fettkomponenten:	15g	Pfirsichkernöl
	5g	Sheabutter
	15g	Fluidlecithin CM
wäßrige Komponente	65g	Rosenwasser
Duftöl:	4	Tropfen Rosenöl

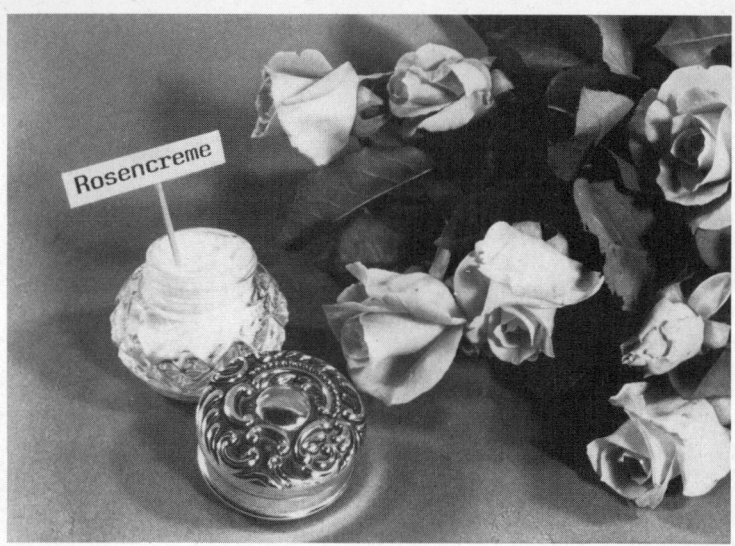

✱ *Rosencreme*

Zutaten:

Fettkomponenten:	*5g*	*Bienenwachs*
	15g	*Lanolin anhydrid*
	40g	*Mandelöl*
wäßrige Komponente:	*40g*	*Rosenwasser*
Duftöl:	*3*	*Tropfen Rosenöl*

✳ Avocadocreme

Zutaten:

Fettkomponenten:	5 g Bienenwachs
	15 g Lanolin anhydrid
	40 g Avocadoöl
wäßrige Komponente:	40 g Orangenblütenwasser
Duftöl:	4 Tropfen Geraniumöl

✳ Avocado-Körperlotion

Zutaten:

Fettkomponenten:	15 g Avocadoöl
	4 g Sheabutter
	12 g Fluidlecithin CM
wäßrige Komponente:	65 g Orangenblütenwasser
Duftöl:	4 Tropfen Lotusöl

✳ Johanniskrautcreme

Zutaten:

Fettkomponenten:	5 g Bienenwachs
	2 g Kakaobutter
	15 g Lanolin anhydrid
	30 g Johanniskrautöl
wäßrige Komponente:	40 g Rosenwasser
Duftöl:	6 Tropfen Geraniumöl

✳ Einfache Fettcreme

Zutaten:

Fettkomponenten:	5 g Bienenwachs
	50 g Pflanzenöl nach Wahl
wäßrige Komponente:	keine
Duftöl:	5 Tropfen nach Wahl

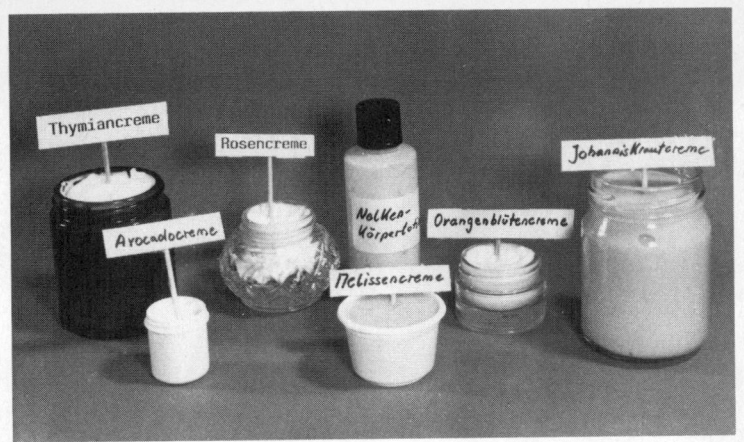

Für fettige, unreine Haut

✽ Thymiancreme

<u>Zutaten:</u>

Fettkomponenten:	7g	Thymianölauszug
	6g	Kakaobutter
	7g	Fluidlecithin CM
wäßrige Komponente:	80g	Hamameliswasser
Duftöl:	5	Tropfen Thymianöl

✽ Rosmarincreme

<u>Zutaten:</u>

Fettkomponenten:	5g	Bienenwachs
	15g	Lanolin anhydrid
	40g	Mandelöl
wäßrige Komponente:	40g	Hamameliswasser
Duftöl:	10	Tropfen Rosmarinöl

❋ Nelken-Körperlotion

Zutaten:

Fettkomponenten: | 7g Sonnenblumenöl
 | 6g Kakaobutter
 | 7g Fluidlecithin CM
wäßrige Komponenten: | 40g destilliertes Wasser
 | 40g Hamameliswasser
Duftöl: | 4 Tropfen Nelkenblütenöl

Haut-Reinigungsmittel

So wird's gemacht:
Die Haut-Reinigungsmilchen und -cremes werden im Prinzip genauso
hergestellt wie die vorangegangenen Hautcremes.
Der einzige Unterschied: die lanolin-haltigen Produkte werden anstatt
mit einem elektrischen Handrührgerät von Hand mit einem Glasstab
oder Löffel gerührt.

Für normale bis trockene Haut

❋ Rosen-Reinigungsmilch

Zutaten:

Fettkomponenten: | 7,5g Kakaobutter
 | 20g Traubenkernöl
 | 30g Mandelöl
 | 5g Lanolin
 | 15g Tween 80
wäßrige Komponente: | 40g Rosenwasser
Duftöl: | 3 Tropfen Rosenöl

✳ Johanniskraut-Reinigungsmilch

Zutaten:

> 40g Traubenkernöl
> 50g Johanniskrautöl
> 15g Fluidlecithin BE

Anwendung:
Die Reinigungsmilchen werden im Gesicht verteilt und mit reichlich lauwarmem Wasser abgewaschen.

✳ Einfache Reinigungscreme (zum Abschminken)

Zutaten:

Fettkomponenten:	5g	Bienenwachs
	5g	Kakaobutter
	10g	Lanolin
	40g	Sonnenblumenöl
wäßrige Komponente:	40g	destilliertes Wasser

Für unreine und fettige Haut

✳ Kleie-Waschcreme

Zutaten:

> ½ Tasse abgekochtes, lauwarmes Wasser
> 4 EL Mandelkleie

So wird's gemacht:
Die Kleie wird mit dem Wasser zu einer Paste verrührt.

✳ *Goldruten-Waschung*

Zutaten:

> *50g Goldrute*
> *150g kochendes Wasser*

So wird's gemacht:
Die Goldrute mit dem Wasser übergießen, bis zum Erkalten ziehen lassen und durchsieben. Im Kühlschrank kann der Aufguß ca. 2 Tage aufbewahrt werden.

Gesichtswässer

Für normale, empfindliche bis trockene Haut

✳ *Orangen-Rosen-Gesichtswasser*

Zutaten:

> *50g Orangenblütenwasser*
> *50g Rosenwasser*

So wird's gemacht:
Die Blütenwässer miteinander vermischen.

✳ *Orangenblüten-Honig-Gesichtswasser*

Zutaten:

> *1 TL Bienenhonig*
> *100g Rosenwasser*
> *10g Alkohol 70%*
> *4 Tropfen Rosenöl*

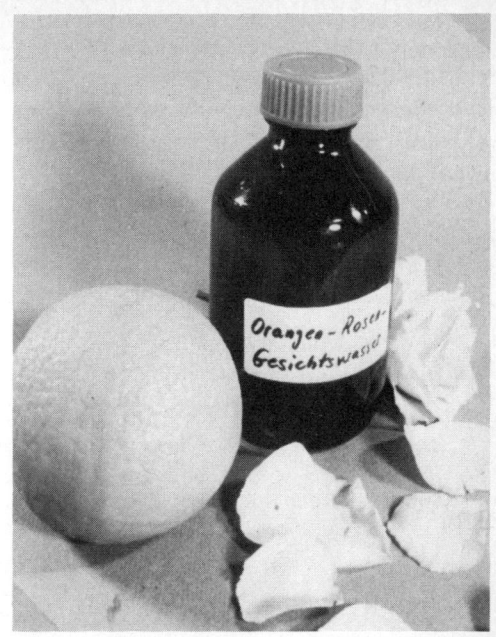

So wird's gemacht:
Etwas Rosenwasser leicht erwärmen und den Honig darin auflösen.
Das Rosenöl im Alkohol lösen und alle Zutaten miteinander vermengen.

✼ Kräuter-Gesichtswasser

Zutaten:

> 2 EL   Kamillenblüten
> 1 EL   Huflattichblätter
>   20g   Alkohol 70%
> 100g   destilliertes Wasser
>   50g   Rosenwasser
>   10   Tropfen Kamillentinktur

So wird's gemacht:
Die Kräuter in ein verschließbares Gefäß füllen und mit Alkohol und destilliertem Wasser übergießen; verschlossen ca. 12 Stunden durchziehen lassen. Anschließend durch ein sauberes Tuch pressen und filtern. Die gefilterte Flüssigkeit mit dem Rosenwasser und der Kamillentinktur mischen.

✳ *Calendula-Gesichtswasser*

Zutaten:

> 50g *Calendula-Tinktur*
> 50g *Rosenwasser*
>   4   *Tropfen Sandelholzöl*

So wird's gemacht:
Die Zutaten werden durch Schütteln miteinander vermischt.

Für fettige, unreine Haut

✳ *Fenchel-Gesichtswasser*

Zutaten:

> 25g *Fenchel*
> ½ l *Wasser*

So wird's gemacht:
Die Fenchelsamen im Wasser aufkochen und 20 Minuten ziehen lassen. Das Fenchel-Gesichtswasser ist im Kühlschrank ca. 4 Tage haltbar.

✳ *Kamillen-Gesichtswasser*

Zutaten:

> 10g *Kamillentinktur*
> 50g *destilliertes Wasser*
> 40g *Hamameliswasser*

So wird's gemacht:
Alle Zutaten in eine Flasche geben und kräftig schütteln.

❋ *Lotus-Gesichtswasser*

Zutaten:

> *100g Zinnkrautaufguß (entspricht 20g Zinnkraut)*
> *20g Alkohol 70%*
> *5 Tropfen Lotusöl*

So wird's gemacht:
20g Zinnkraut mit ¹⁄₁₀l kochendem Wasser übergießen, 20 Minuten ziehen lassen und durchsieben. Das Lotusöl im Alkohol lösen und durch Schütteln mit dem abgekühlten Zinnkrautaufguß mischen.

Gesichtsmasken

Gesichtsmasken wirken erfrischend, glättend, durchblutungsfördernd und reinigend. Sie verbleiben ca. 20 bis 30 Minuten auf dem zuvor gesäuberten Gesicht. Anschließend werden sie mit reichlich lauwarmem Wasser abgewaschen und das Gesicht mit kaltem Wasser abgespült.

❋ *Kamillenmaske*

Zutaten:

> *100g Kamillenblüten*
> *kochendes Wasser*

So wird's gemacht:
Die Kamillenblüten mit soviel kochendem Wasser übergießen bis ein Brei entstanden ist; 10 Minuten ziehen lassen.
Besonderheit: Das Gesicht vor dem Auftragen der Maske eincremen (z. B. mit der Rosencreme).

✳ Gurkenmaske

Zutaten:

¼ bis ½ frische Salatgurke

So wird's gemacht:
Die Salatgurke in dünne Scheiben schneiden. Besonderheit: Die auf dem Gesicht verteilten Scheiben werden mit einem Baumwolltuch abgedeckt.

✳ Hafermaske

Zutaten:

2 EL Haferflocken
4 EL Milch

So wird's gemacht:
Die Milch erwärmen, die Haferflocken einrühren, bis ein Haferschleim entstanden ist.

✳ Möhren-Hefemaske

Zutaten:

½ Würfel Hefe
4 EL Milch
1 EL Mandelöl
1 kleine Möhre

So wird's gemacht:
Die Hefe in die lauwarme Milch bröseln, die Möhre hineinraspeln und das Mandelöl zugeben, zu einem Brei verrühren.

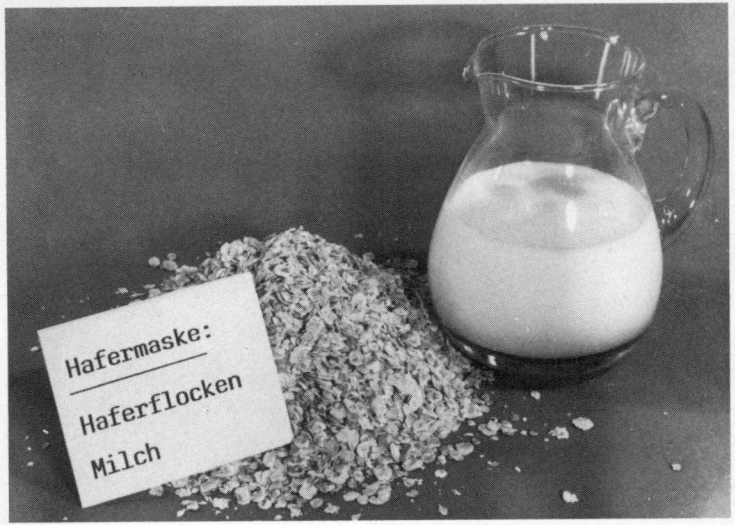

Hafermaske:

Haferflocken

Milch

✻ Sonnenblumenmaske

Zutaten:

1   Handvoll Sonnenblumenkerne (geschält)
1 TL Honig
1 TL Olivenöl

So wird's gemacht:
Sonnenblumenkerne mahlen. Den Honig in ein paar Tropfen heißem
Wasser lösen und alle Bestandteile mit dem Öl verrühren, im Wasser-
bad erwärmen und so warm wie möglich auf dem Gesicht verteilen.

✻ Honig-Quark-Maske

Zutaten:

2 EL Bienenhonig
1 EL Quark

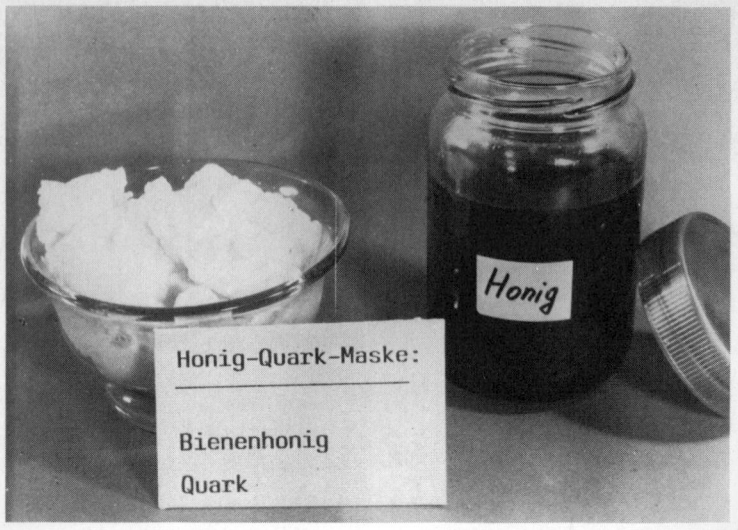

So wird's gemacht:
Den Honig im Wasserbad erwärmen (ca. 25 – 30° C), anschließend unter den Quark rühren bis ein Brei entstanden ist.

Badezusätze

So wird's gemacht:
Kräuterbäder: Ein Leinensäckchen mit 100 bis 200 g getrockneten Kräutern füllen und so in die Badewanne hängen, daß das heiße Wasser beim Füllen der Wanne über das Säckchen läuft.
Eine andere Möglichkeit: Die Kräuter werden mit einem Liter Wasser in einem Topf ca. 20 Minuten lang erhitzt (nur bis kurz unterhalb des Siedepunktes!). Die durchgesiebte Kräuterzubereitung dem Badewasser zugeben.

	Zutaten	Wirkung
Haferbad:	1 kg Vollkernhaferflocken (für Leinensäckchen)	reizlindernd, beruhigend
Hopfenbad:	250 g Hopfenblüten	beruhigend, macht müde, «Einschlafbad»
Lavendelbad:	150 g Lavendelblüte	erfrischend, entspannend, gut geeignet für unreine Haut
Melissenbad:	100 g Melissenblätter	entspannend
Pfefferminzbad:	100 g Pfefferminze	erfrischend und reinigend
Rosenbad:	150 g Rosenblütenblätter	erfrischend
Salbeibad:	100 g Salbeiblätter	beruhigend, gut für fettige, unreine Haut
Thymianbad:	100 g Thymian	gut für fette, unreine Haut (nicht höher dosieren, da Thymian Hautreizungen hervorrufen kann)
Wermutbad:	50 g Wermut (mit 2 Liter kochendem Wasser übergießen, 20 Minuten ziehen lassen)	gut für fette, unreine, zu Entzündungen neigende Haut

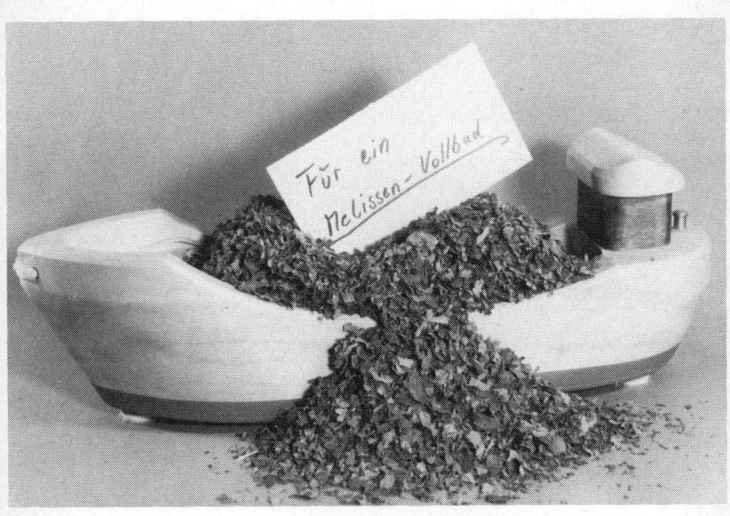

Badeöle

So wird's gemacht:
Alle Zutaten in eine Flasche füllen und kräftig schütteln. Von dieser
Mischung dem Badewasser 2 Eßlöffel zusetzen.

✳ Melissenbadeöl

Zutaten:

> 5g Tween 80
> 70g Sojaöl
> 25g Melissenöl

✳ Blütenduftbadeöl

Zutaten:

> 5g Tween 80
> 80g Avokadoöl
> 3g Rosenblütenöl
> 3g Jasminöl
> 3g Zitronenöl
> 3g Orangenblütenöl
> 3g Rosmarinöl

✳ Fichtennadelbadeöl

Zutaten:

> 85g Sonnenblumenöl
> 10g Fluidlecithin BE
> 5g Kamillenöl

Körperöle

So wird's gemacht:
Die Körperöle sind ebenfalls sehr leicht herzustellen: Mit Ausnahme des Duftöles die Zutaten in eine Flasche geben und kräftig schütteln. Das Duftöl zugeben und nochmals schütteln. Vor jedem Gebrauch erneut durchschütteln.

Am besten ziehen Körperöle ein, wenn sie unmittelbar nach dem Duschen oder Baden in die noch feuchte Haut einmassiert werden. Bei Anwendung auf trockener Haut, empfiehlt es sich, die gewünschte Menge an Öl mit einem Teelöffel Wasser zu mischen. Die Körperöle sind insbesondere gut bei trockener Haut.

✽ Orangen-Körperöl

Zutaten:

> 60g Sojaöl
> 85g Mandelöl
> 10g Fluidlecithin BE
> 5g Orangenblütenöl

✽ Jojoba-Körperöl

Zutaten:

> 80g Jojobaöl
> 5 Tropfen Rosenholzöl

✽ Johanniskraut-Körperöl

Zutaten:

> 50g Avocadoöl
> 50g Sesamöl
> 5 Tropfen Zitronenöl

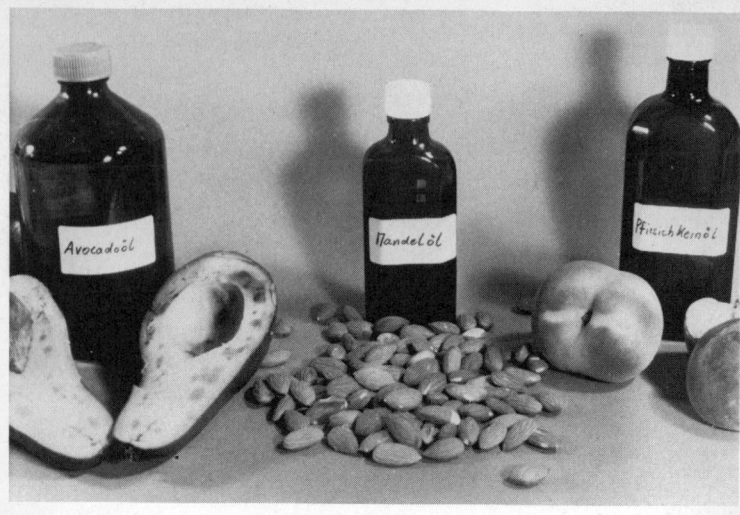

✳ Avocado-Körperöl

Zutaten:

85 g Avocadoöl
10 g Fluidlecithin BE
5 g Kamillenöl

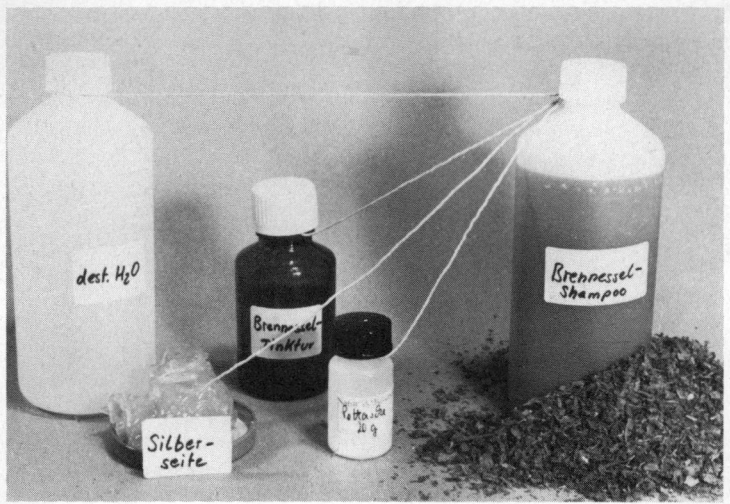

Haarpflegemittel

❊ *Brennessel-Shampoo:*

Zutaten:

> 750ml   destilliertes Wasser
> 50g Silberseife
> 10g Pottasche
> 50g Brennessel-Tinktur

So wird's gemacht:
Das destillierte Wasser in einem hohen Topf zum Kochen bringen. Die
Silberseife darin auflösen, die Pottasche zufügen. Diese Seifenlösung
etwa 20–25 Minuten köcheln lassen, bis sie sich auf die Hälfte verrin-
gert hat. Dann vom Herd nehmen und abkühlen lassen.
Die Brennessel-Tinktur unter die abgekühlte Seifenlösung rühren. Das
fertige Brennesselshampoo in eine Kunststoff-Flasche mit Spritzver-
schluß abfüllen.

Läßt sich die Seifenlösung nicht mit der Tinktur verrühren, genügt kurzes Erwärmen unter gleichzeitigem Rühren.

Anwendung:
Zu jeder Haarwäsche gehört eine saure Spülung, um eventuelle Seifen- und Kalkreste aus dem Haar zu entfernen.

✽ *Saure Spülung*

Zutaten:

> *Saft einer großen Zitrone (durchgesiebt)*
> *2 EL Obstessig*
> *½ Tasse Wasser*

So wird's gemacht:
Zitronensaft und Essig mischen und mit der gleichen Menge Wasser verdünnen (ca. ½ Tasse).

Haarspülungen

Haarspülungen verleihen dem Haar Glanz, einen weichen Griff und zum Teil einen angenehmen Geruch nach speziellen Kräutern.

So wird's gemacht:
Die jeweils angegebene Menge an Kräutern mit einem halben Liter kochendem Wasser übergießen, ca. eine halbe Stunde lang ziehen lassen und durchsieben. Fertig ist die Spülung.

Für normales Haar

✽ *Schlüsselblumen-Spülung*

Zutaten:

> *25g getrocknete Schlüsselblumen*
> *½l Wasser*

✽ Lindenblüten-Spülung

Zutaten:

> 25g getrocknete Lindenblüten
> ½ l kochendes Wasser

Für schuppige Kopfhaut

✽ Klettenwurzel-Spülung

Zutaten:

> 40g getrocknete Klettwurzeln
> ½ l Wasser

Rasierwässer

So wird's gemacht:
Etwas von dem Blütenwasser erwärmen, darin das Alaunpulver auflösen. Ist die Verwendung von Menthol angegeben, so wird dieses in etwas Calendula-Tinktur durch Schütteln gelöst. Anschließend alle Zutaten – mit Ausnahme des Duftöls – miteinander mischen und durchfiltern. Danach das Duftöl zufügen.

✽ Kräuter-Rasierwasser

Zutaten:

> 1,5g Alaun
> 0,5g Menthol
> 25g Calendula-Tinktur
> 25g Hamamelis-Tinktur
> 50g Pfefferminzwasser
> 100g Hamameliswasser
> 4 Tropfen Lavendelöl

✳ Spik-Rasierwasser

Zutaten:

> 50g Hamamelistinktur
> 100g Rosenwasser
> 50g Alkohol 70%
> 1,5g Alaun
> 0,5g Menthol
>   5   Tropfen Spiköl

✳ Sandelholz-Rasierwasser

Zutaten:

> 100g Rosenwasser
> 30g Alkohol 70%
> 1,5g Alaun
> 10   Tropfen Sandelholzöl

Mund- und Lippenpflegemittel

So wird's gemacht:
Zuerst die etherischen Öle (Pfefferminz- oder Fenchelöl) im Alkohol lösen. Die anderen Substanzen zugeben und kräftig schütteln.
Anwendung:
1 bis 2 Teelöffel Mundwasser auf ein Glas Wasser.

✳ Myrrhen-Mundwasser

Zutaten:

> 60g destilliertes Wasser
> 20g Alkohol 90%
> 15   Tropfen Pfefferminzöl
> 15   Tropfen Myrrhen-Tinktur

❈ Fenchel-Mundwasser

Zutaten:

> 30g destilliertes Wasser
> 30g Hamameliswasser
> 20   Tropfen Fenchelöl
> 10   Tropfen Pfefferminzöl

Zahnpulver

So wird's gemacht:
Alle Zutaten in leeres Marmeladenglas geben und gut durchschütteln.
Da die Kieselsäure sehr voluminös ist, sind die Rezepte sehr ergiebig:
Die Mengen reichen für ca. 50mal Zähneputzen.
Anwendung:
Mit einem sauberen und trockenem Spatel etwas Zahnpulver aus dem
Glas entnehmen und auf die befeuchtete Zahnbürste geben. Das Glas
muß stets gut verschlossen aufbewahrt werden.

❈ Mildes Zahnpulver

Zutaten:

> 8g Kieselsäure
> 5g Veilchenwurzelpulver
> 5ml Pfefferminzöl

❈ Kräftiges Zahnpulver

Zutaten:

> 10g Schlämmkreide
> 6g Kieselsäure
> 5g Veilchenwurzelpulver
> 2ml Nelkenöl
> 1–2ml Eucalyptusöl

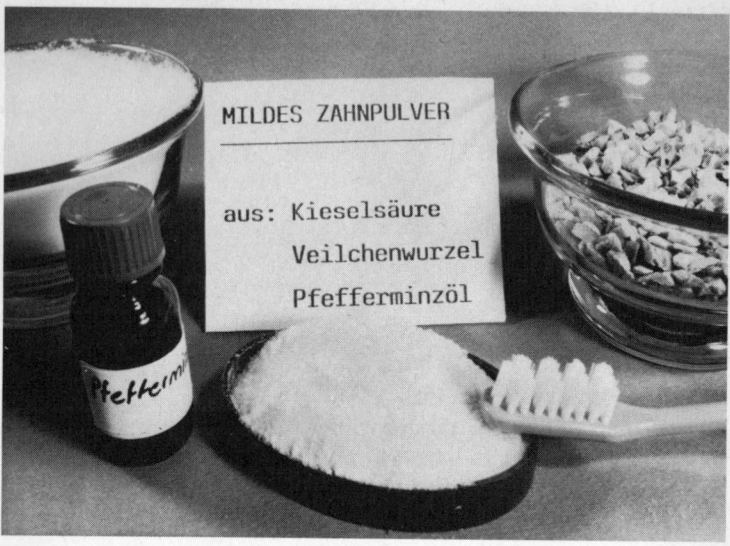

✳ *Lip-Gloss*

Zutaten:

1 *erbsengroßes Stück Bienenwachs*
1 *knapper EL Rizinus- oder Mandelöl*
1 *knapper EL Vaselinöl*

So wird's gemacht:
Alle Zutaten im Wasserbad auf ca. 60 °C erhitzen, so daß sich die festen Bestandteile lösen; noch flüssig in ein kleines Schraubglas füllen.

Fußpflegemittel

Fußbäder

So wird's gemacht:
Die angegebene Menge Kräuter mit einem Liter kochendem Wasser übergießen, ca. eine halbe Stunde ziehen lassen und durchsieben. Eine Ausnahme bilden die Lorbeerblätter: sie müssen mit dem kalten Wasser zum Kochen gebracht werden, dann sollen sie ca. 20 Minuten ziehen.
Anwendung:
Die Kräuterzubereitungen werden mit 4 Liter heißem Wasser und den leichtflüchtigen Ölen vermischt.
Die Dauer des Fußbades sollte ca. 10 Minuten betragen, zwischendurch kann etwas heißes Wasser nachgegeben werden.

Erfrischende und belebende Fußbäder:

✱ *Kamillenfußbad*

Zutaten:

  25g Kamille
  25g Heublumen
  25g Pfefferminzblätter
  1 EL Eucalyptusöl
  1 EL Fenchelöl

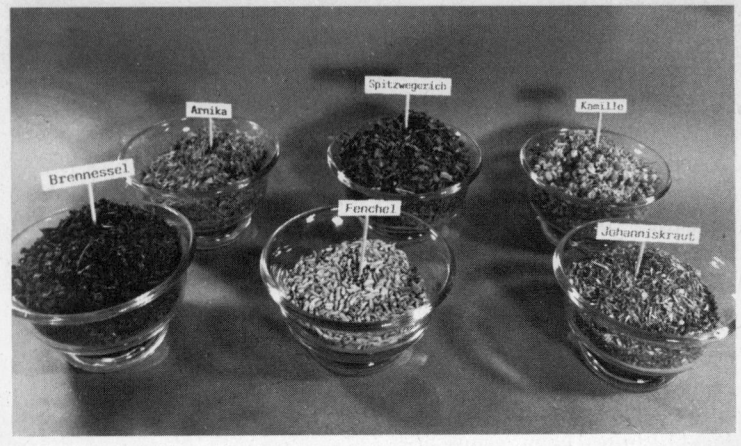

✳ Pfefferminzfußbad

Zutaten:

25g Pfefferminze
25g Rosmarin
1 EL Lavendelöl
1 EL Pfefferminzöl

Desinfizierende Fußbäder (gut bei Fußpilz)

✳ Lorbeerfußbad

Zutaten:

100g Lorbeerblätter
1 EL Kamillenöl

✳ Wermutfußbad

Zutaten:

> 50g Wermut
> 1 EL Salbeiöl

✳ Fußbalsam

Zutaten:

Fett-Phase:		
	15g	Mandelöl
	0,5g	Menthol
	15g	Fluidlecithin CM
	5g	Kakaobutter
wäßrige Phase:	65g	Kamillenaufguß
Duftöl:	4	Tropfen Kampferöl

So wird's gemacht:
Die Zubereitung erfolgt genauso wie die Hautcremes (siehe S. 168/
169).

Anwendung:
Der Fußbalsam ist erfrischend und desinfizierend; insbesondere nach
großen Anstrengungen, wie ausgedehnten Wanderungen oder Stadt-
spaziergängen wirkt er wohltuend. Der Balsam wird gründlich in den
Fuß einmassiert.

Glossar

adstringieren:	zusammenziehend wirkende Inhaltsstoffe (auch Adstringentien genannt); sie bewirken eine Gerinnung des Eiweißes und dadurch ein Zusammenziehen der Haut, Schleimhäuten und Wunden. Verwendung bei großporiger Haut, in Rasierwässern und Deos.
antibakteriell:	gegen Bakterien wirksame Inhaltsstoffe; sie verlängern die Haltbarkeit von Kosmetika.
antiseptisch:	keimtötende und das Wachstum von Bakterien hemmende Inhaltsstoffe (auch Antiseptika genannt).
Antioxidans:	Stoff, der Reaktionen von Sauerstoff mit einzelnen Inhaltsstoffen eines Kosmetikproduktes und den dadurch bedingten frühzeitigen Verderb verhindern soll.
Antitranspirant:	Inhaltsstoff, der die Schweißproduktion hemmt.
Aromastoff:	Inhaltsstoff, der den Kosmetika einen gewünschten Geruch oder Geschmack verleiht (z. B. bei Zahnpasta).
Bindemittel:	Inhaltsstoffe, die zum Verdicken flüssiger Kosmetika verwendet werden.
desodorieren:	gegen schweißzersetzende Bakterien wirksame Inhaltsstoffe (Deodorantien). Sie verhindern dadurch die Bildung von «Schweißgeruch».
Emulgator:	Stoff, der ursprünglich nicht miteinander mischbare Inhaltsstoffe eines Kosmetikproduktes verbindet (z. B. Wasser und Fette)
etherische Öle:	Bezeichnung für leicht flüchtige pflanzliche Öle von charakteristischem, meist wohltuendem Geruch (z. B. Rosenöl)
Feuchthaltemittel:	Inhaltsstoffe, die das Austrocknen von Cremes verhindern und für eine bessere Verteilbarkeit des Produktes auf der Haut sorgen.
Feuchtigkeitsregulator:	Inhaltsstoff, der die Fähigkeit der Haut, Wasser zu binden, verbessern soll.
Filmbildner:	Inhaltsstoffe, die Haare, Finger- oder Fußnägel mit einem wasserabweisendem Film überziehen.
Gelbildner:	Inhaltsstoffe, die mit Flüssigkeiten Gelees («Wackelpudding») bilden.
Haarkonditionierer:	Inhaltsstoffe, die die Kämmbarkeit der Haare verbessern, sie wirken elektrostatischen Aufladungen entgegen («das Fliegen» der Haare).
Komplexbildner:	Stoffe, die andere Substanzen zu einer chemischen Verbindung zusammenfassen.

Konservierungs-stoff:	Inhaltsstoff, der die Haltbarkeit von Kosmetikprodukten verlängert, indem er die Vermehrung von Bakterien und Pilzen behindert.
Lösungsmittel:	Stoffe, die zum Beispiel feste Inhaltsstoffe löslich und dadurch mit anderen Stoffen mischbar machen.
Lösungsvermittler:	Stoffe, die nur schwer lösbare Substanzen in einem Lösungsmittel löslich machen.
Neutralisierungs-mittel:	Inhaltsstoffe, die die Wirkungen von Säuren oder Laugen (z. B. Seifenlauge) abschwächen.
Parfum/Duftstoff:	Stoff, der den Eigengeruch von Kosmetikinhaltsstoffen überdecken soll, bzw. den Produkten einen speziellen angenehmen Geruch verleihen soll.
physikalischer Lichtschutz:	Bezeichnung für einen Effekt, der von bestimmten Inhaltsstoffen erzielt wird. Diese Stoffe schützen die Haut vor Sonnenbrand, indem sie eine für UV-Strahlen undurchlässige Schicht auf der Haut bilden (z. B. Farbpigmente von Lippenstiften).
Putzkörper/Poliermittel:	Inhaltsstoffe in Zahnpasten, die die mechanische Putzwirkung der Zahnbürste unterstützen.
Schleimhaut:	Bezeichnung für die innere Haut, die durch Absonderungen von Drüsen feucht gehalten wird (z. B. am Auge, im Mund).
Stabilisator:	Inhaltsstoff, der dafür sorgt, daß die Beschaffenheit eines Kosmetikproduktes (z. B. Festigkeit einer Creme) über einen möglichst langen Zeitraum unverändert bleibt.
Tenside:	siehe waschaktive Substanzen.
Verdickungs-mittel/Konsistenz-geber:	siehe Bindemittel
waschaktive Substanzen:	Inhaltsstoffe (auch Tenside genannt), die die Reinigungswirkung eines Kosmetikproduktes (z. B. Seife, Shampoo) auf Haut, Haare und Zähne bewirken.

Adressen

Verbraucher-Zentralen

Verbraucher-Zentrale Berlin e. V.
Bayreuther Str. 40
1000 Berlin 30
Tel.: 0 30/21 90 70

Verbraucher-Zentrale Hamburg e. V.
Große Bleichen 23
2000 Hamburg 36
Tel.: 0 40/35 00 14 83
(Ernährung und Kosmetik)

Verbraucher-Zentrale Schleswig-Holstein e. V.
Bergstr. 24
2300 Kiel
Tel.: 0431/51286

Verbraucher-Zentrale Bremen e. V.
Obernstr. 38/42
2800 Bremen 1
Tel.: 04 21/32 08 34

Verbraucher-Zentrale Niedersachsen e. V.
Georgswall 7
3000 Hannover 1
Tel.: 05 11/12 40 60

Verbraucher-Zentrale Nordrhein-Westfalen e. V.
Montropstr. 27
4000 Düsseldorf 1
Tel.: 02 11/3 80 90

Verbraucher-Zentrale Hessen e. V.
Berliner Str. 27
6000 Frankfurt/Main 1
Tel.: 0 69/28 07 01

Verbraucher-Zentrale Rheinland-Pfalz
Große Langgasse 16
6500 Mainz 1
Tel.: 0 61 31/2 84 80

Verbraucher-Zentrale des Saarlandes e. V.
Hohenzollernstr. 11
6600 Saarbrücken
Tel.: 06 81/5 20 47

Verbraucher-Zentrale Baden-Württemberg e. V.
Augustenstr. 6
7000 Stuttgart 1
Tel.: 07 11/61 09 23

Verbraucher-Zentrale Bayern e. V.
Mozartstr. 9
8000 München 2
Tel.: 0 89/53 98 70

Verbraucher-Zentralen in der DDR

Verbraucherzentrum Berlin
Fürstenwalder Damm 388
1162 Berlin
Tel.: 0 03 72/6 44 13 10 und
6 44 83 10

Verbraucherberatungszentrum Potsdam
Toni-Stemmler-Str. 77
1580 Potsdam
Tel.: 00 37 33/2 26 71

Schlachthausstr. 1
1830 Rathenow
Tel.: 0 03 73 22/61 41 – 299

Verbraucher-Zentrale Frankfurt/Oder
Heinrich-Zille-Str. 9
1200 Frankfurt/Oder
Tel.: 00 37 30/ 03 88

Beratungszentrum Neubrandenburg
Beseritzer Str. 11
2000 Neubrandenburg
Tel.: 003790/2671/2995

Verbraucher-Zentrale Mecklenburg-Vorpommern e.V.
Beratungszentrum Rostock
Ernst-Thälmann-Platz 11
2500 Rostock
Tel.: 003781/37301

Beratungszentrum Ribnitz-Damgarten
Körkwitzer Weg (FpW)
2590 Ribnitz-Damgarten
Tel.: 0037825/58656/58610

Beratungszentrum Schwerin
Schlossgartenallee 56
2700 Schwerin
Tel.: 003784/812739

Verbraucher-Zentrale Sachsen-Anhalt
Leninallee 93
4020 Halle
Tel.: 003746/28902

Gesellschaft für Verbraucherschutz Thüringen e. V.
Kontaktstelle Erfurt
Robert-Koch-Str. 30
5085 Erfurt

Verbraucherschutz Thüringen e.V.
Wallgraben 8
6300 Ilmenau
Tel.: 0037672/531

Verbraucher-Zentrale Sachsen e. V.
Beratungszentrum Leipzig
Nonnenstr. 44
7031 Leipzig
Postanschrift: PSF 221
7010 Leipzig
Tel.: 003741/47491

Verbraucher-Zentrale Sachsen e. V.
Beratungszentrum «Guter Rat»
Otto-Buchwitz-Str. 6 a
8060 Dresden

Verbraucher-Zentrale Sachsen e. V.
Beratungszentrum Chemnitz/Karl-Marx-Stadt
Henriettenstr. 51
9006 Chemnitz
Tel.: 003771/30051

Verbraucher-Zentrale Sachsen e. V.
Beratungsstelle Freiberg
Korngasse 7
9200 Freiberg
Tel.: 2748

Verbraucherzentrum Zwickau
W.-Pieck-Str. 8
9540 Zwickau
Tel.: 003774/74151

Sonstige Organisationen

Bundesgesundheitsamt (BGA)
Thielallee 88–92
1000 Berlin 33
Tel.: 030/8308-0

Ökotest
Schwanthaler Str. 59
6000 Frankfurt/Main 70
Tel.: 069/620365

Stiftung Warentest
Lützowstr. 11/13
1000 Berlin 13
Tel.: 030/2631-1

Industrieverband Körperpflege und Waschmittel e. V.
Karlstr. 21
6000 Frankfurt/Main 1
Tel.: 069/2556335

Arbeitskreis Hersteller Natürlicher Körperpflegemittel
und Kosmetik
Helmholtzstr. 2−9, Aufgang 10
1000 Berlin 10
Tel.: 0 30/3 91 10 91

Verband der Reformwaren-Hersteller (VRH) e. V.
Hindenburgring 18
6380 Bad Homburg
Tel.: 0 61 72/3 10 07

Deutscher Tierschutzbund e. V.
Baumschulallee 15
5300 Bonn 1
Tel.: 02 28/63 10 05−07
(veröffentlicht Liste über tierversuchsfreie Kosmetika)

Arbeitsgemeinschaft allergiekrankes Kind e. V.
Hauptstr. 29
6348 Herborn

Deutscher Neurodermitikerbund e. V.
Mozartstr. 11
2000 Hamburg 76

Literatur

Birgersson/Sterner/Zimerson: «Chemie und Gesundheit», VCH Verlag, Weinheim 1988

Braun/Frohne: «Heilpflanzenlexikon für Ärzte und Apotheker», Gustav Fischer Verlag, Stuttgart – New York 1987

Burczyk, Aggy und Frank: «Kosmetiklexikon – Nutzen und Risiken kosmetischer Grund- und Inhaltsstoffe», Ehrenwirth Verlag GmbH, München 1989

Burger/Wachter: «Hunnius Pharmazeutisches Wörterbuch», Walter de Gruyter Verlag, Berlin – New York 1986

Charlet, Egbert: «Kosmetik für Apotheker», Wissenschaftliche Verlagsgesellschaft mbH, Stuttgart 1989

Chemische und Lebensmittel Untersuchungsanstalt Duisburg, Jahresbericht 1985

Dr. A. Sauer GmbH, «Fissan Neutral – Deklarationslexikon»

Fiedler, Herbert P.: «Lexikon der Hilfsstoffe für Pharmazie, Kosmetik und angrenzende Gebiete» Band I und II, Editio Cantor Verlag, Aulendorf 1989

Fiedler/Ippen/Kemper/u. a.: «Blaue Liste», Editio Cantor Verlag, Aulendorf 1989

Fey/Otte: «Wörterbuch der Kosmetik», Wissenschaftliche Verlagsgesellschaft mbH, Stuttgart 1985

Fregert, Sigfrid: «Kontaktdermatitis», Georg Thieme Verlag, Stuttgart 1982

GIT Supplement 2/89, Kamp/Blankart/Eisenbrand: «Vorkommen und Entstehung von Nitrosaminen in Körperpflegemitteln»

Greiner-Schuster, Edda: «Lippenstifte – Jeder Kuß hinterläßt Spuren», in: «öko-Test» 1/1990

Greiner-Schuster, Edda: «Schuppenshampoos – Wenn es aus den Haaren rieselt», in: «öko-Test» 4/1989

Greiner-Schuster, Edda: «Deoroller – Rolle(r) mit falschem Text», in: «öko-Test» 3/1989

Greiter, Franz: «Moderne Kosmetik», Dr. Alfred Hüthig Verlag, Heidelberg 1985

Greiter, Franz: «Aktuelle Technologien in der Kosmetik», Dr. Alfred Hüthig Verlag, Heidelberg 1987

Hausen, Björn M.: Allergiepflanzen – Pflanzenallergene – Handbuch und Atlas der allergieinduzierten Wild- und Kulturpflanzen, ecomed Verlagsgesellschaft mbH, Landsberg/München 1988

Hlava/Pospisil/Stary: «Pflanzen für die natürliche Schönheit» Verlag Werner Dausien, Hanau 1983

Keller, Martina: «Kosmetikdeklaration – Halbe Wahrheiten», in: «öko-Test» 10/1989

Koch, Egmont R.: «Krebswelt», Fischer Taschenbuch Verlag GmbH 1984

Lutz, Alfred: «Nagellack – Vorsicht frisch lackiert», in: «öko-Test» 11/ 1989

Mackwitz/Köszegi: «Zeitbombe Chemie – Strategien zur Entgiftung unserer Welt», Verlag ORAC, Wien 1983

Marbert GmbH, «Marbert-Wirkstoffkunde»

Müller, Bernd O.: «Kosmetik aus der Apotheke», Govi-Verlag, Frankfurt am Main 1989

Neumüller, Otto-Albrecht: «Römpps Chemie-Lexikon», Band 1–6, Frankh-'sche Verlagshandlung, Stuttgart 1977–1988

Nikitakis, Joanne M.: «CTFA Cosmetic Ingredient Handbook», The Cosmetic, Toiletry and Fragrance Association, Inc., Washington

N. N.: «Gesundheitliche Unbedenklichkeit kosmetischer Mittel», in: «Kosmetik international» 12/1983

Nowak, G. A.: «Die kosmetischen Präparate Band 1», Verlag für chemische Industrie H. Ziolkowsky KG, Augsburg 1982

Paulus, Jochen: «Sonnenschutzmittel – Schutz mit Risiken», in: «öko-Test» 5/ 1989

Pietrulla, Helm: «Kosmetische Materialkunde, Chemie und Apparative Kosmetik», PIB-Verlag H. Schnepf, Darmstadt 1983

Pütz/Niklas: «Das Lexikon der sanften Kosmetik», vgs Verlagsgesellschaft, Köln 1988

Raab, W.: «Allergiefibel», Gustav Fischer Verlag, Stuttgart 1979

Raab, W.: «Hautfibel», Gustav Fischer Verlag, Stuttgart 1979

Schauder, Silvia, «Göttinger Liste – Lichtfilterhaltige Hautpflegepräparate in der Bundesrepublik Deutschland», Grosse Verlag, Berlin 1990

Schlieper, Cornelia A.: «Grundfragen der Ernährung», Verlag Dr. Felix Büchner – Handwerk und Technik, Hamburg 1986

Schönfelder, Peter u. Ingrid: «Der Kosmos-Heilpflanzenführer», Franckh'sche Verlagshandlung, Stuttgart 1984

Schwartau, Silke, «Schöner, stärker, schlanker», Rowohlt Verlag, Reinbek 1984

Spill, Elvira: «Stunk im Salon», in: «stern» 11/1988

Stellpflug, Jürgen: «Test Zahnpasten», in: «öko-Test» 6/1989

Stellpflug, Jürgen: «Shampoos – Das können Sie sich in die Haare schmieren», in: «öko-Test» 11/1987

Thorbrietz, Petra: «Zahn um Zahn», in: «natur» 5/1988

Träger, Lothar: «Chemie in der Kosmetik», Dr. Alfred Hüthig Verlag, Heidelberg 1989

Umbach, Wilfried: «Kosmetik», Georg Thieme Verlag, Stuttgart 1988

Verordnung über kosmetische Mittel (Kosmetik-Verordnung)

Vollmer/Franz: «Chemische Produkte im Alltag», Georg Thieme Verlag, Stuttgart 1985

Waniorek, Linda: «Naturkosmetik für jeden», Gräfe und Unzer GmbH, München 1986

Weiss, Rudolf Fritz: «Lehrbuch der Phytotherapie», Hippokrates Verlag, Stuttgart 1985

Wichtl, Max: «Teedrogen – Handbuch für die Praxis aus wissenschaftlicher Grundlage», Wissenschaftliche Verlagsgesellschaft mbH, Stuttgart 1989

Wundram, Dieter: «Kosmetik – Chemie auf Haut und Haaren», Rowohlt Verlag, Reinbek 1988

Ziolkowsky, B.: «Rohstofflexikon – Kosmetikjahrbuch 1987», Verlag für chemische Industrie, Augsburg 1987

ÖKO-TEST Ratgeber

In der Sachbuch-Reihe «ÖKO-TEST Ratgeber» finden Sie Testergebnisse zu den gesundheitlichen und ökologischen Auswirkungen einzelner Produkte – Anstöße für Hersteller, Orientierungshilfe für Verbraucher.

Ratgeber Kosmetik
Nr. 8520

Ratgeber Diät
Nr. 8541

Ratgeber Heimwerken
Nr. 8580

Ratgeber Büro
Nr. 8737

Herausgegeben
von
Ingke Brodersen

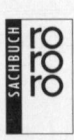

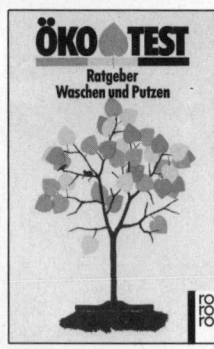

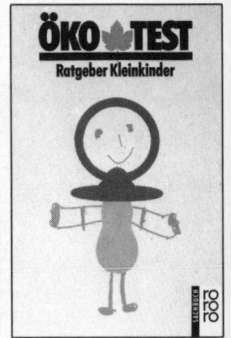

rororo sachbuch
8521

rororo sachbuch
8518

C 2380/2